Elisabeth Schramm
Dorothee Klecha

# Interpersonelle Psychotherapie in der Gruppe

**Elisabeth Schramm**
**Dorothee Klecha**

# Interpersonelle Psychotherapie in der Gruppe

## ——— Das Kurzmanual ———

Unter Mitarbeit von

**Vera Engel**
**Rebecca Schneibel**

Zusätzlich unter
www.schattauer.de/2758.html
ausdruckbare Arbeitsblätter
und Informationsmaterialien
für Patienten und
Angehörige

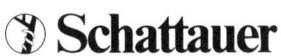 **Schattauer**

**Prof. Dr. phil. Elisabeth Schramm**
Abteilung für Psychiatrie und Psychotherapie
Universitätsklinik für Psychiatrie und Psychosomatik
Klinikum der Albert-Ludwigs-Universität
Hauptstraße 5
D-79104 Freiburg
Elisabeth.Schramm@uniklinik-freiburg.de

**Dr. med. Dipl.-Psych. Dorothee Klecha**
Forensisch-psychiatrischer Dienst
Medizinische Fakultät
Universität Bern
Falkenplatz 18
CH-3012 Bern
dorothee.klecha@fpd.unibe.ch

**Bibliografische Information der Deutschen Nationalbibliothek**
Die Deutsche Nationalbibliothek verzeichnet diese Publikation in der Deutschen Nationalbibliografie; detaillierte bibliografische Daten sind im Internet über http://dnb.d-nb.de abrufbar.

**Besonderer Hinweis:**
Die Medizin unterliegt einem fortwährenden Entwicklungsprozess, sodass alle Angaben, insbesondere zu diagnostischen und therapeutischen Verfahren, immer nur dem Wissensstand zum Zeitpunkt der Drucklegung des Buches entsprechen können. Hinsichtlich der angegebenen Empfehlungen zur Therapie und der Auswahl sowie Dosierung von Medikamenten wurde die größtmögliche Sorgfalt beachtet. Gleichwohl werden die Benutzer aufgefordert, die Beipackzettel und Fachinformationen der Hersteller zur Kontrolle heranzuziehen und im Zweifelsfall einen Spezialisten zu konsultieren. Fragliche Unstimmigkeiten sollten bitte im allgemeinen Interesse dem Verlag mitgeteilt werden. Der Benutzer selbst bleibt verantwortlich für jede diagnostische oder therapeutische Applikation, Medikation und Dosierung.
In diesem Buch sind eingetragene Warenzeichen (geschützte Warennamen) nicht besonders kenntlich gemacht. Es kann also aus dem Fehlen eines entsprechenden Hinweises nicht geschlossen werden, dass es sich um einen freien Warennamen handelt.

© 2010 by Schattauer GmbH, Hölderlinstraße 3, 70174 Stuttgart, Germany
E-Mail: info@schattauer.de
Internet: http://www.schattauer.de
Printed in Germany

Projektleitung: Eva Wallstein, Stuttgart
Lektorat: Dr. Marion Sonnenmoser, Landau
Umschlagabbildung: Munch, Edvard: The Dance of Life; © The Munch Museum/The Munch Ellingsen Group/VG Bild-Kunst, Bonn 2010
Satz: Satzpunkt Ursula Ewert GmbH, 95445 Bayreuth
Druck und Einband: AZ Druck und Datentechnik GmbH, 87437 Kempten

ISBN 978-3-7945-2758-8

# Vorwort

Bei diesem Manual handelt es sich um eine modifizierte Version der Interpersonellen Psychotherapie als Gruppenkonzept (IPT-G) zur ambulanten oder stationären Anwendung bei unipolar depressiven Störungen.

Der gruppentherapeutische Einsatz des IPT-Modells hat neben ökonomischen auch inhaltliche Vorteile. Denn wo lässt sich ein interpersoneller Ansatz praxisnäher umsetzen als in einer Gruppe? So erhalten Patienten in der Gruppentherapie nicht nur wichtige Informationen über depressive Störungen und deren Bewältigung, sondern sie können sich auch über ihre persönlichen Erfahrungen austauschen, voneinander lernen, sich gegenseitig unterstützen und Rückmeldung geben. Mit Hilfe von Rollenspielen werden gemeinsam Lösungsmöglichkeiten für zwischenmenschliche Probleme unter Anleitung eines IPT-Therapeuten ausprobiert.

Den Leserinnen und Lesern dieses Manuals möchten wir darüber hinaus noch eine weitere Unterstützung für ihre therapeutische Arbeit mit an die Hand geben: Arbeitsblätter und Informationsmaterialien für Patienten und Angehörige – diese stehen online zur Verfügung, können ausgedruckt und den Patienten für die Bearbeitung zuhause mitgegeben werden.

Das Vorgehen ist als Gruppenverfahren im stationären Setting bereits überprüft und hat sich als erfolgreich erwiesen. Mit Hilfe dieses Trainingsprogramms lässt sich die Methode relativ schnell von ärztlichen oder psychologischen Psychotherapeuten erlernen. Für die Anwendung des vorliegenden Manuals wird davon ausgegangen, dass der Leser mit der Durchführung der IPT vertraut ist, wie sie im Originalmanual „Interpersonelle Psychotherapie zur Behandlung der Depression" von Klerman et al. (1984; Up-date: Weissman et al. 2000; dt. Version: Schramm 2010) beschrieben ist. Nur auf dieser Basis und möglichst in Verbindung mit einem Training kann dieses Kurzmanual effektiv angewandt werden.

Freiburg und Bern, im Juni 2010 **Elisabeth Schramm**
**Dorothee Klecha**

# Anschriften der Autoren

**Dr. med. Dipl.-Psych. Dorothee Klecha**
Forensisch-psychiatrischer Dienst
Medizinische Fakultät
Universität Bern
Falkenplatz 18
CH-3012 Bern
dorothee.klecha@fpd.unibe.ch


**Prof. Dr. phil. Elisabeth Schramm**
Abteilung für Psychiatrie und Psychotherapie
Universitätsklinik für Psychiatrie und Psychosomatik
Klinikum der Albert-Ludwigs-Universität
Hauptstraße 5
D-79104 Freiburg
elisabeth.schramm@uniklinik-freiburg.de


Unter Mitarbeit von:

**Dipl.-Psych. Vera Engel**
Lilli-Zapf-Straße 27
D-72072 Tübingen
vera_engel@gmx.net


**Dipl.-Psych. Rebecca Schneibel**
Abteilung für Psychiatrie und Psychotherapie
Universitätsklinik für Psychiatrie und Psychosomatik
Klinikum der Albert-Ludwigs-Universität
Hauptstraße 5
D-79104 Freiburg
rebecca.schneibel@uniklinik-freiburg.de

# Inhalt

# Die Handouts auf der Schattauer-Website

Auf der Schattauer-Website (www.schattauer.de/2758.html) finden Sie spezielle Handouts für **Patienten und Angehörige**, die Sie ausdrucken und für die Bearbeitung zuhause mitgeben können.

Das nachfolgend dargestellte exemplarische Patienten-Handout soll Ihnen einen Eindruck von diesen **Arbeitsblättern** und **Informationsmaterialien** vermitteln.

---

 **Handout 1** _____

### Interpersonelle Psychotherapie in der Gruppe

#### Was ist Interpersonelle Psychotherapie?

Bei der Interpersonellen Psychotherapie (IPT) handelt es sich um ein Verfahren, das speziell auf die Behandlung von Depressionen zugeschnitten wurde. In zahlreichen wissenschaftlichen Untersuchungen konnte gezeigt werden, dass IPT eine wirksame Depressionstherapie ist.

Bei der IPT wird davon ausgegangen, dass Depressionen durch verschiedene Faktoren verursacht sein können (z.B. familiäre Veranlagung). Unabhängig von den Ursachen depressiver Erkrankungen sind Ihre Beziehungen zu anderen Menschen und Ihre sozialen Rollen (z.B. als Arbeitnehmer, Mutter usw.) stets davon betroffen. Belastende Ereignisse können zum Auftreten depressiver Symptome führen, und umgekehrt können Depressionen zur Auflösung oder Verschlimmerung zwischenmenschlicher Probleme führen.

> Frau F. hat ständige Auseinandersetzungen mit ihrem Ehemann, seit sie gegen seinen Willen eine Nebentätigkeit angenommen hat. Die Streitigkeiten belasten sie sehr. Sie wird immer depressiver. Ihre Depressionen führen dazu, dass sie sich ihren Aufgaben als Mutter, Hausfrau und Berufstätige nicht mehr gewachsen fühlt. Vieles im Haushalt bleibt liegen, und sie gerät deswegen noch häufiger in Streitigkeiten mit ihrem Mann.

#### Wie läuft die Gruppentherapie mit IPT ab?

Der Interpersonellen Gruppentherapie (IPT-G) gehen zwei bis drei Einzelgespräche mit Ihrem Therapeuten voraus. Zu einem dieser Gespräche sollte möglichst ein Angehöriger oder eine andere nahestehende Person hinzugezogen werden. Die sich daran anschließende Gruppentherapie besteht aus vier Modulen. Der Inhalt der einzelnen Module ist unten beschrieben. Insgesamt sind 15 Gruppensitzungen von 90-minütiger Dauer vorgesehen. Die Gruppentherapie findet ein- bis zweimal wöchentlich statt und ist halb-offen. Das heißt, neue Teilnehmer können jeweils zu Beginn eines Moduls einsteigen. Es ist keine weitere Einzelpsychotherapie zusätzlich zur Gruppe vorgesehen.

---

# Handouts für Patienten und Angehörige

# Einführung

## Kurzbeschreibung der IPT

Die IPT ist eine ursprünglich zur ambulanten Depressionsbehandlung entwickelte **Kurzzeittherapie**, bei der vorwiegend im Hier und Jetzt gearbeitet wird. Die **Grundannahmen** dieses Verfahrens beruhen auf der Beobachtung, dass depressive Erkrankungen stets auch in einem psychosozialen und interpersonellen Kontext erklärbar sind. Das Verstehen und Bearbeiten dieses Kontextes werden als entscheidend für die Remission einer depressiven Phase und für die Prävention eines Rückfalls angesehen.

Wesentliche **Ziele** der IPT sind:
- Verbesserung der depressiven Symptomatik,
- Entwicklung von Strategien zur Bewältigung der sozialen und interpersonellen Schwierigkeiten, die mit dem Auftreten der Depression zusammenhängen.

Ein weiteres spezifisches Charakteristikum der IPT besteht darin, dass sie auf dem Hintergrund eines **medizinischen Krankheitsmodells** sowohl mit als auch ohne gleichzeitige medikamentöse Behandlung durchgeführt werden kann.

## Kurzbeschreibung der IPT-G

Der Interpersonellen Gruppentherapie (IPT-G) gehen **zwei bis drei Einzelgespräche** voraus, in denen der individuelle interpersonelle Problemfokus (Rollenwechsel, zwischenmenschliche Konflikte, Trauer, Einsamkeit/soziale Defizite) des Patienten exploriert wird. Zu einem dieser Gespräche sollte möglichst ein **Angehöriger** oder eine andere Vertrauensperson hinzugezogen werden.[1]

Die sich daran anschließende **Gruppentherapie** besteht aus vier Modulen mit jeweils drei bzw. vier Sitzungen. Insgesamt sind optimalerweise 15 Gruppensitzungen von 90-minütiger Dauer vorgesehen:
- **Einzelsitzung 1**: Krankheitsvorgeschichte erheben, Kurzinformationen über das Krankheitsbild vermitteln;
- **Einzelsitzung 2**: Beziehungsanalyse erheben;
- **Einzelsitzung 3**: Problembereich identifizieren, Behandlungsvertrag abschließen;

---

1 Die Bearbeitung von komplizierter Trauer um eine verstorbene Person eignet sich unserer Erfahrung nach nicht in einem Gruppenkontext (v.a. bei stationär behandlungsbedürftigen Patienten), da die Belastung durch und der Umgang mit den emotional meist intensiven Reaktionen für alle Gruppenmitglieder sehr hoch ist.

- **Modul I**: Auseinandersetzung mit der Depression und Herstellen des interpersonellen Kontextes, Ziel: erfolgreiche Krankheitsbewältigung, Umfang: 3 Gruppensitzungen;
- **Modul II**: Interpersonelle Grundfertigkeiten aufbauen, Ziel: Überwinden von Isolation und Einsamkeit, Aufbau sozialer Unterstützung, Umfang: 4 Gruppensitzungen;
- **Modul III**: Zwischenmenschliche Konflikte bearbeiten, Ziel: Führen, Bewältigen und Aushalten von Auseinandersetzungen, Umfang: 4 Gruppensitzungen;
- **Modul IV**: Rollenwechsel und Trauer um Verluste, Ziel: erfolgreiche Anpassung an Lebensveränderungen, Umfang: 4 Gruppensitzungen.

Die Gruppentherapie findet (z. B. im stationären Setting) ein- bis zweimal wöchentlich statt und ist halboffen, d.h. neue Teilnehmer können jeweils zu Beginn eines Moduls einsteigen. Es ist keine weitere Einzeltherapie zusätzlich zur Gruppe vorgesehen (außer ärztliche Gespräche im Sinne von Clinical Management). **Modul I** (Krankheitsbewältigung) sollte den anderen Modulen möglichst vorgeschaltet sein und kann daher aus dem Gesamtablauf ausgegliedert und in kürzeren Abständen angeboten werden. Die Reihenfolge der restlichen Module ist nicht zwingend vorgegeben. Ebenso besteht bei der Anzahl, Dauer und Frequenz der Sitzungen **Flexibilität** je nach Möglichkeiten und Erfordernissen in einem gegebenen Setting.

Die IPT-G wird optimalerweise durchgeführt:
- als halboffene Gruppe (Einstieg jeweils zu Modulbeginn),
- ein- bis zweimal wöchentlich,
- mit vier bis zehn unipolar akut depressiven Teilnehmern,
- mit ein bis zwei Gruppenleitern (z. B. Therapeut und Ko-Therapeut),
- mit zwei bis drei vorgeschalteten Einzelgesprächen à 50 Minuten,
- und 15 stationären Gruppensitzungen à 90–100 Minuten (mit Pause),
- unter aktiver Mitarbeit (z. B. Hausaufgaben) der Teilnehmer,
- mit Übungsaufgaben zwischen den Sitzungen.

# Unterschiede und Gemeinsamkeiten von IPT und IPT-G

Die Ziele der IPT-G sind dieselben wie bei der IPT. Der Schwerpunkt liegt auf der Bearbeitung depressionsrelevanter zwischenmenschlicher Themen, die den vier **IPT-typischen Problembereichen** (Einsamkeit/soziale Defizite, interpersonelle Konflikte, Rollenwechsel, Trauer um Verluste) entstammen.

In Abgrenzung zum ursprünglichen Format der IPT als Individualtherapie wird die IPT-G nahezu ausschließlich **in der Gruppe** durchgeführt. Sie hat deswegen einen stärker **strukturierenden, edukativen** und **übungsorientierten Charakter** und erfordert eine **aktivere Mitarbeit** des Patienten (z. B. eigenständiges Erarbeiten von Zusatzmaterial, Durchführen von Hausaufgaben etc.) als die herkömmliche Form der IPT. Die **Übungen und Aufgaben** zwischen den Sitzungen ergeben sich aus dem jeweiligen Sitzungsinhalt und sollten im alltäglichen Leben bzw. im Stationsalltag oder im Rahmen einer Belastungserprobung umzusetzen sein. Beispiele sind das Lesen und Nacharbeiten von Arbeitsblättern oder das Ausprobieren von in der Gruppe besprochenen Strategien.

Aufgrund des halboffenen Charakters der Gruppentherapie **entfällt** bei der IPT-G in der Regel die offizielle **Beendigungsphase** und damit die klassische Gliederung der IPT in drei Phasen. Die **Anfangsphase** wird auf zwei bis drei Sitzungen verkürzt und findet im **Einzelgespräch** statt. Sie beinhaltet das Erheben der Krankheitsvorgeschichte und der Beziehungsanalyse (Interpersonal Inventory) sowie Kurzinformationen über die depressive Erkrankung und die Behandlung. Eine ausführlichere Aufklärung über das Krankheitsbild erfolgt danach in der Gruppe. Die Einzelgespräche werden mit dem Festlegen des Problembereiches in Form eines **Therapievertrages** abgeschlossen. Darüber hinaus wird abgeklärt, ob eine Gruppentherapie für den Patienten geeignet ist bzw. ob er „gruppenfähig" ist.

In den **Gruppensitzungen** wird in erster Linie an den **Problembereichen** soziale Isolation, interpersonelle Auseinandersetzungen sowie Rollenwechsel/Trauer um Verluste gearbeitet. Es werden Strategien zur Bewältigung der interpersonellen Schwierigkeiten der Patienten entwickelt und möglichst im Rollenspiel ausprobiert. Die IPT-G ist vorwiegend **bewältigungszentriert** und außerdem betont **ressourcenorientiert**. Dabei werden fortlaufend **interpersonelle Themen** fokussiert. Zu Beginn und am Ende einer jeden Gruppensitzung wird eine Art **Stimmungsbild** erhoben, indem jeder Patient kurz, jedoch differenziert angeben soll, wie er sich gerade fühlt (z. B. „Ich fühle mich ängstlich, aber neugierig auf das, was in der heutigen Sitzung auf mich zukommt").

Zur Durchführung der Gruppentherapie werden folgende **Materialien** benötigt:
- Flip-Chart,
- Plakate mit Übersichten, Zeichnungen, Diagrammen bzw. bei Bedarf ein Beamer,
- Handouts, Arbeitsblätter, Informationsmaterial.

## IPT-G im stationären versus ambulanten Setting

Wie die IPT kann auch die IPT-G in Kombination mit einer **medikamentösen Behandlung** durchgeführt werden, was vor allem für stationär behandlungsbedürftige Patienten in der Regel genutzt wird. Wenn man die IPT-G im **stationären Rahmen** durchführt, sollten noch weitere Aspekte berücksichtigt werden. Dazu gehört z. B. der Umstand, dass der Patient von einem **multiprofessionellen Behandlungsteam** betreut wird und nicht nur von einem Therapeuten alleine. Er kann genutzt werden, indem beispielsweise das Pflegeteam dem antriebsgeminderten Patienten bei der Durchführung seiner „Hausaufgaben" behilflich ist. Außerdem können sich die Mitglieder des Behandlungsteams gegenseitig Rückmeldung über das interpersonelle Verhalten des Patienten geben. Allerdings stellt der Klinikaufenthalt für die meisten Patienten eine **Ausnahmesituation** dar. Sie lässt sich nur bedingt mit der ambulanten Situation vergleichen, bei der die sukzessive Umsetzung des Erarbeiteten in den üblichen Lebenskontext erwartet wird. Bei der stationären IPT-G handelt es sich also um eine verdichtete Behandlungseinheit mit zunächst eingeschränkten Umsetzungsmöglichkeiten. Darüber hinaus ist die Behandlungsdauer von vorneherein noch klarer begrenzt. Dennoch lässt das halbstrukturierte Format der IPT-G im Allgemeinen genügend Freiraum zur Anpassung der einzelnen Interventionen an die stationären Rahmenbedingungen (weitere Modifikationen für die stationäre Behandlung werden in Schramm 2010, Kap. 15, beschrieben).

Nach einem stationären Aufenthalt sollte die **ambulante Weiterbehandlung** geplant werden (optimalerweise eine Fortsetzung der IPT im Einzel- oder Gruppenformat), gewissermaßen als vierte Phase der IPT im Sinne einer Erhaltungstherapie.

## Therapeutenrolle bei der IPT-G

Unabhängig vom Therapiesetting sollte der IPT-G-Therapeut in der Behandlung von Depressionen ausreichend Erfahrung und ein Training in IPT und in der Anwendung des IPT-Gruppenkonzeptes durchlaufen haben (Weiterbildungsangebote unter www.IPT.AWP-Depression.de). Wie bei der herkömmlichen IPT ist der IPT-G-Therapeut nicht neutral, sondern übernimmt die Rolle des Advokaten des Patienten. Die Haltung des Therapeuten ist im Gruppensetting im Vergleich zur IPT-Einzeltherapie noch betonter unterstützend, aktiv und hoffnungsvermittelnd. Denn es ist die Aufgabe des Therapeuten, die laut Bindungstheorie geforderte „sichere Basis" anzubieten, um den Patienten auch innerhalb der Gruppe eine angstfreie Erforschung ihrer äußeren und inneren Welt zu ermöglichen. Im Gruppensetting ist der Aufbau von Vertrauen der Teilnehmer untereinander und zu den Therapeuten besonders wichtig, da sich die Patienten ansonsten kaum trauen werden, sich in der Gruppe zu exponieren. Konfrontatives und interpretierendes Vorgehen sollen bei der IPT generell vermieden werden.

## Gründe für die Entwicklung der IPT-G

Der IPT-Ansatz ist bisher hauptsächlich als Individualtherapie an ambulanten Patienten überprüft worden. Dabei erwies sich die Methode als eine der **wirksamsten Depressionstherapien** (Metaanalysen: Cuijpers et al. 2008; de Mello et al. 2005). Als Gruppenkonzept und im stationären Behandlungsrahmen ist die Methode weitaus weniger untersucht worden. Die mangelnde Erprobung des Verfahrens unter *stationären* Bedingungen und der dabei bevorzugten Gruppenform ist in erster Linie darauf zurückzuführen, dass die durchschnittliche stationäre Aufenthaltsdauer bei depressiven Erkrankungen in den USA zu kurz ist, um Psychotherapie durchzuführen. Für den **deutschsprachigen Raum** ist die Anwendung der IPT **im stationären Setting als Gruppenintervention** mit oder ohne ergänzende Einzelsitzungen aufgrund der unterschiedlichen Möglichkeiten im Rahmen des Gesundheitssystems jedoch von besonderem Interesse. Obwohl ursprünglich als ambulante Individualtherapie entwickelt, gibt es **mehrere Faktoren**, die die IPT als Gruppentherapie und besonders auch im stationären Behandlungsrahmen geeignet erscheinen lassen und uns zur Erstellung dieser modifizierten Form angeregt haben:

- Die **kurze** bzw. **abgegrenzte Dauer** (12–20 Sitzungen).
- Das Vorgehen ist in einem **Manual** für alle Mitglieder eines Behandlungsteams ausführlich beschrieben.
- Die IPT kann mit Hilfe des **Trainingsprogramms** relativ schnell von Assistenzärzten und klinischen Psychologen erlernt werden.
- Bei der Anwendung der IPT durch eher unerfahrene Therapeuten ist die **Fehlerchance geringer** als beispielsweise bei der kognitiven oder psychodynamischen Therapie, da die Techniken und Strategien weniger komplex, fehleranfällig und einfacher zu erlernen sind.
- Die IPT ist der **üblichen Vorgehensweise** therapieerfahrener Psychiater ähnlich (z. B. medizinisches Krankheitsmodell, supportives Vorgehen).
- Als Gruppenverfahren im stationären Setting wurde sie bereits **überprüft** (Referenzen s. u.).
- Es liegen Modifikationen für **andere psychiatrische Störungen und Patientengruppen** vor, die häufig zur stationären Behandlung kommen (z. B. depressive Alterspatienten).
- Da das stationäre wie auch das Gruppensetting per se interpersonell sind, eignen sie sich besonders als **Beobachtungs- und Übungsfeld**.
- IPT-Prinzipien lassen sich im stationären **klinischen Alltag** breiter einsetzen (z. B. auch vom Pflegepersonal) als beispielsweise Prinzipien der kognitiven oder psychodynamischen Therapie.

Wie sich daraus ableiten lässt, ist es im stationären Behandlungsrahmen nahe liegend, die ökonomischen und interpersonellen **Vorteile eines Gruppensettings** zu nutzen. Das Gruppenformat ermöglicht unter anderem, dass sich die Mitpatienten untereinander Rückmeldung geben, voneinander lernen und sich gegenseitig unterstützen.

# Wirksamkeitsnachweise

Die Anwendung der IPT als Gruppenangebot unter **stationären Bedingungen** ist bisher in drei deutschen Studien bei depressiven Patienten untersucht worden. In einer älteren Arbeit erprobte Wahl (1994) die IPT im Gruppenformat an depressiven Patienten einer psychosomatischen Rehabilitationsklinik. In dieser Machbarkeits- bzw. Effectiveness-Studie unter Routinebedingungen erwies sich die IPT-G gegenüber der bewährten kognitiven Gruppenbehandlung als **gleich wirksam**. Überprüft wurde allerdings eine geschlossene Gruppe, die im mittleren Teil eher explorativ und klärend als bewältigungsbezogen vorging. Zur Durchführung dieses Programms lag außerdem kein Manual vor.

Bei stationär psychiatrisch behandelten, schwerer depressiven Patienten war die IPT (Einzel- plus Gruppentherapie) in Kombination mit antidepressiver Medikation sowohl akut als auch längerfristig einer psychiatrischen Standardbehandlung (Medikation plus supportive Arztgespräche) **deutlich überlegen** (Schramm et al. 2007). Nachdem Pilotergebnisse an 28 stationären Depressionspatienten hinsichtlich der Symptomreduktion und der interpersonellen Funktionsfähigkeit ermutigend ausfielen (Schramm et al. 2004), zeigten die Resultate der oben erwähnten randomisiert-kontrollierten Studie an 124 depressiven Patienten, dass die Kombinationsbedingung im Vergleich zur Standardbehandlung in der akuten Therapiephase nicht nur zu einer deutlicheren Symptomreduktion führte, sondern auch zu höheren Response- und Remissionsraten. Außerdem hielt der Therapieerfolg **langfristig** an, so dass die standardmäßig behandelten Personen den während der stationären Therapie erreichten Vorteil der IPT-Patienten selbst innerhalb eines Jahres nicht mehr einholen konnten (Schramm et al. 2007).

Als **ambulantes Gruppenangebot** wurde der Ansatz bisher bei essgestörten Personen überprüft (Wilfley et al. 2002) und stellte sich dabei im Vergleich zu einer Wartebedingung als erfolgreich heraus. Der Ablauf der Therapie lehnte sich dabei allerdings eher an das Format einer psychodynamisch-interaktionellen Gruppe an und war weniger edukativ oder übungsorientiert als das hier beschriebene Konzept. Ein weiteres ambulantes Gruppenkonzept entwickelten Krupnick et al. (2008) für Frauen mit chronischer Posttraumatischer Belastungsstörung. Die behandelten Frauen wiesen nach der Gruppentherapie weniger depressive und posttraumatische Symptome sowie eine bessere soziale Leistungsfähigkeit auf als Frauen, die einer Warteliste zugeteilt waren.

## Literatur

Cuijpers P, van Straten A, Andersson G et al. Psychotherapy for depression in adults: A meta-analysis of comparative outcome studies. J Consult Clin Psychol 2008; 76 (6): 909–22.

De Mello MF, Jesus Mari J, Bacaltchuk J et al. A systematic review of research findings on the efficacy of interpersonal therapy for depressive disorders. Europ Arch Psychiatr Clin Neurosci 2005; 255 (2): 75–82.

Klerman GL, Weissman MM, Rounsaville BJ et al. Interpersonal psychotherapy of depression. New York: Basic Books 1984.

Krupnick JL, Green BL, Stockton P et al. Group interpersonal psychotherapy for low-income women with posttraumatic stress disorder. Psychother Res 2008; 18 (5): 497–507.

Schramm E (Hrsg). Interpersonelle Psychotherapie, 3. Aufl. Stuttgart: Schattauer 2010.

Schramm E, van Calker D, Berger M. Wirksamkeit und Wirkfaktoren der interpersonellen Psychotherapie in der stationären Depressionsbehandlung: Ergebnisse einer Pilotstudie. PPmP 2004; 54 (2): 65–72.

Schramm E, van Calker D, Dykierek P et al. An intensive treatment program of interpersonal psychotherapy plus pharmacotherapy for depressed inpatients: Acute and long-term results. Am J Psychiatr 2007; 164 (5): 768–77.

Wahl R. Kurzpsychotherapie bei Depressionen – Interpersonelle Psychotherapie und kognitive Therapie im Vergleich. Opladen: Westdeutscher Verlag 1994.

Weissman MM, Klerman G, Markowitz JC. Comprehensive guide to interpersonal psychotherapy. New York: Basic Books 2000.

Wilfley DE, Welch RR, Stein RI et al. A randomized comparison of group cognitive-behavioral therapy and group interpersonal psychotherapy for the treatment of overweight individuals with binge-eating disorder. Arch Gen Psychiatr 2002; 59 (8): 713–21.

# Die Sitzungen im Überblick

Im Folgenden wird der Ablauf der Einzel- und Gruppensitzungen detailliert dargestellt. Die **Aufgaben des Therapeuten** sind jeweils **mit einer Pfeilspitze (▶)** gekennzeichnet, ergänzende **Beispiele** zur Durchführung wurden in vielen Fällen beigefügt und **durch Klammern (❭❬)** hervorgehoben. Spezielle **Arbeitsmaterialien** und Informationsblätter, die den Patienten die Vorbereitung und Nachbearbeitung der Sitzungen erleichtern sollen, können ausgedruckt und als **Handouts (▤)** zur Verfügung gestellt werden.

Zu Beginn eines jeden Moduls bzw. jeder Sitzung sind **allgemeine Ziele** bzw. **spezifische Sitzungsziele** aufgeführt. Für die einzelnen Gruppensitzungen werden zu Beginn außerdem die jeweils erforderlichen **Schriftmaterialien** genannt. Vorschläge für **Hausaufgaben** finden sich am Ende der Beschreibung der jeweiligen Gruppensitzung.[1]

---

1 Anm.: Wenn im folgenden Text auf das „Manual" verwiesen wird, bezieht sich dies auf das Manual von Schramm (Hrsg): „Interpersonelle Psychotherapie", 3. Aufl., 2010.

# Einzelsitzungen

## Einzelsitzung 1

### Ziele
→ Die depressive Störung in einen interpersonellen Kontext setzen
→ Über Depressionen informieren
→ Hoffnung vermitteln

### Methoden

▶ **Vorgeschichte der depressiven Entwicklung explorieren und in einen interpersonellen Kontext setzen.**

> ❱ **Vorgeschichte explorieren**
> „Was hat sich in Ihrem Leben abgespielt, als die ersten depressiven Symptome auftraten? Gab es zu dieser Zeit irgendwelche Veränderungen in Ihrem Umfeld oder in Ihrem Tagesablauf? Irgendwelche belastenden Ereignisse? Bei der Arbeit, zu Hause, in Ihrer Familie?"❰

▶ **Diagnose der Depression für den Patienten bestätigen.**
→ Individuell notwendige Informationen über Depressionen dem Patienten und möglichst einem Angehörigen in Kurzform geben (vgl. Manual: Kap. 3 und 📄 2: **Depressionen – verstehen, bewältigen und vorbeugen**)
→ Auf die **umfassendere Aufklärung** des Patienten über das Krankheitsbild im Rahmen der Gruppentherapie hinweisen

> ❱ **Diagnose bestätigen**
> „Ihre Symptome (an dieser Stelle aufführen, z. B. Schlafprobleme, Erschöpfung usw.) scheinen keine organische Grundlage zu haben. Das bedeutet nicht, dass sie nicht tatsächlich vorhanden sind. Die Symptome, die Sie beschreiben, sind alle Teile des Störungsbildes einer klinischen Depression. Ihre Symptome (an dieser Stelle aufführen, z. B. Schlafprobleme, Erschöpfung usw.) kommen bei depressiven Menschen sehr oft vor.
> Bei der Depression handelt es sich um eine häufige Störung. Etwa 9 % der erwachsenen Bevölkerung sind davon betroffen. Die Erkrankung kann sehr beeinträchtigend sein, aber sie lässt sich relativ gut behandeln. Es steht eine Vielzahl an Behandlungsmöglichkeiten zur Verfügung wie beispielsweise antidepressiv wirkende Medikamente und verschiedene Psychotherapieformen. Psychotherapie gilt als eine der

Standardmaßnahmen bei der Depressionsbehandlung. Ihre Wirksamkeit konnte in einer Vielzahl wissenschaftlicher Untersuchungen nachgewiesen werden. Psychotherapie soll Ihnen helfen, die Belastungen anzugehen, die zur Depression entscheidend beigetragen haben. Darüber hinaus kann sie Sie auch dabei unterstützen, langfristig gesund zu bleiben.

Bei der IPT wird davon ausgegangen, dass Depressionen durch ein Zusammenspiel verschiedener Faktoren wie beispielsweise familiäre Veranlagung oder Stress (z. B. im Rahmen einer Konfliktsituation) verursacht werden können. Bei einer Depression handelt es sich, wie gesagt, um eine Erkrankung. Sie ist nicht durch persönliche Schwäche bedingt. Unabhängig von den Ursachen sind stets Ihre Beziehungen zu anderen Menschen und Ihre sozialen Rollen, z. B. als Ehefrau oder Mutter, davon betroffen. Bei der Anwendung der IPT wird der Fokus der Behandlung auf die belastenden Lebensereignisse oder -veränderungen gelegt, welche zu der Depression beigetragen haben. Wir werden Sie in den nächsten Wochen mit einer Kombination von IPT-Gruppentherapie und Medikation behandeln, da sich bei schweren Depressionen eine kombinierte Therapie als am wirksamsten erwiesen hat."❰

▶ **Fragen des Patienten (und ggf. des Angehörigen) zur Erkrankung und zum IPT-Behandlungskonzept beantworten.**
→ Dem Patienten das entsprechende Handout aushändigen (▤ **1: Interpersonelle Psychotherapie in der Gruppe**)

▶ **Hoffnung vermitteln, entlasten, ermutigen.**

❱ **Hoffnung vermitteln**
„Die Depression ist eine psychische Erkrankung, die sich gut behandeln lässt. Mit dem intensiven Therapieprogramm, das Ihnen hier angeboten wird und ganz speziell auf Depressionen zugeschnitten ist, müssten Sie sich in absehbarer Zeit wieder besser und leistungsfähiger fühlen."❰

# Einzelsitzungen 2 bis 3

### Ziele
→ Problembereich bestimmen und Behandlungsvertrag festlegen

### Methoden

▶ **Beziehungsanalyse (Interpersonal Inventory) erheben** (vgl. Manual: Kap. 7.2, S. 125 ff).

> **❭ Beziehungen erfragen**
> „Ich möchte mir gerne ein Bild davon machen, welche Beziehungen in Ihrem Leben eine Rolle spielen. Wer ist derzeit Ihre wichtigste Bezugsperson?
> In welcher Beziehung steht diese Person (stehen diese Personen) zu Ihnen, wie häufig sind die Kontakte, und welche gemeinsamen Aktivitäten gibt es?
> Welche gegenseitigen Erwartungen bestehen an die Beziehung? Werden diese Erwartungen erfüllt?
> Welches sind die befriedigenden und unbefriedigenden Aspekte der Beziehung? Können Sie dafür konkrete Beispiele geben?"❭

▶ **Problembereiche gezielt abfragen.**

> **❭ Problembereiche abfragen**
> „Wann haben Sie zum ersten Mal bemerkt, dass Sie depressiv waren? Gab es in dieser Zeit oder davor:
> * Verluste durch den Tod einer Person?
> * Veränderungen Ihrer persönlichen Situation (tatsächliche oder empfundene)?
> * Rollenkonflikte?
> * latente oder offene Beziehungskonflikte, Spannungen, ungelöste zwischenmenschliche Probleme?
> * Einsamkeit, Isolation, schleichender Rückzug, innere Abkapselung, Unfähigkeit, Kontakte wahrzunehmen?"❭

▶ **Problembereich(e) identifizieren** (vgl. Manual: Kap. 7.2, S. 125 ff).
Dies erfolgt unter Verwendung der explorierten Informationen über die Vorgeschichte, das gezielte Abfragen der vier Problembereiche und die Beziehungsanalyse.

> **❭ Problembereich(e) identifizieren**
> „Nach dem, was Sie gesagt haben, sieht es so aus, als ob Sie (jetzt das oder die aktuellen Probleme klar benennen) Schwierigkeiten in Ihrer Ehe oder Auseinandersetzungen mit Ihrem Partner haben; Angst ha-

ben, den Arbeitsplatz zu verlieren; sich in Ihrer neuen Wohnung un-
wohl fühlen; sich einsam fühlen; Ihre alten Freunde vermissen. Diese
Probleme können zu Ihrer Depression beigetragen haben. In der IPT-
Gruppentherapie werden wir uns damit beschäftigen, wie man mit
solchen Situationen günstiger umgehen kann."❨

▶ **Behandlungsvertrag abschließen.**
Dazu gehört, dass sich Therapeut und Patient auf einen **Problembereich** (interpersonelle Konflikte, Rollenwechsel/Lebensveränderungen, Trauer um Verluste, Ein-
samkeit/Isolation) einigen und **individuelle Behandlungsziele** festlegen. Darüber
hinaus wird dem Patienten seine **Rolle in der Therapie** erklärt (vgl. Manual: Kap.
7.2, S. 130).

> ❩Behandlungsvertrag abschließen
> „Nach dem, was Sie mir erzählt haben (an dieser Stelle konkret benen-
> nen, z. B. über Ihre Schwierigkeiten, den Umzug zu organisieren und
> sich am neuen Wohnort einzuleben etc.), begann Ihre Depression mit
> dem noch nicht lange zurückliegenden Wechsel von der Schule zur
> Universität. Die damit verbundenen Lebensveränderungen oder Rol-
> lenwechsel werden in der Gruppentherapie besprochen, und es werden
> gemeinsam mit den anderen Teilnehmern Möglichkeiten zum Umgang
> damit geübt. Ich würde gerne in einer so genannten Behandlungsab-
> sprache (Vertrag oder Zielvereinbarung) zwei bis drei individuelle und
> konkrete Ziele innerhalb dieses Fokusses mit Ihnen festlegen."❨

# Gruppensitzungen

## Modul I: Auseinandersetzung mit der Depression und Herstellen des interpersonellen Kontextes

### Umfang
→ 3 Sitzungen

### Ziele
→ Informationsvermittlung über das Krankheitsbild der Depression, Risikofaktoren und Behandlungsmöglichkeiten der Depression
→ Strategien zur Krankheitsbewältigung erlernen
→ Entstigmatisierung

Insgesamt soll bei den Teilnehmern eine **Krankheitsakzeptanz**, eine verbesserte **Behandlungsbereitschaft** (Compliance) und ein depressionsreduzierendes Gefühl der **Selbstkontrolle** erzielt werden. Die Informationen zur Depression sollen entlastend und ermutigend wirken und zu neuer **Hoffnung** führen.

### Methoden
Der Therapeut kann zur Vorbereitung dieses Moduls die Kapitel 3 (Fakten über depressive Erkrankungen), Kapitel 4 und 5 (Informationen zur IPT), Kapitel 7.1 (Auseinandersetzung mit der Depression) sowie Kapitel 19 (Einbeziehen Angehöriger) des IPT-Manuals (Schramm 2010) heranziehen. Weitere Materialien und Informationen für Kliniker, Patienten und Angehörige sind auf zahlreichen Webseiten wie den folgenden zu finden: www.buendnis-depression.de; www.kompetenznetz-depression.de und www.deutsche-depressionshilfe.de.

    **Zu beachten:** Zu Beginn und zum Abschluss einer jeden Gruppensitzung wird in Form eines sog. „Blitzlichtes" ein **Stimmungsbild** der einzelnen Teilnehmer erhoben. Dabei gibt jeder Patient in wenigen Sätzen an, wie er sich aktuell fühlt (z. B. „Ich fühle mich gerade traurig, weil mein Besuch abgesagt hat"). Dadurch erhalten der Therapeut und die anderen Teilnehmer die Möglichkeit, den aktuellen Gefühlszustand der Person während der Sitzung zu berücksichtigen. Außerdem üben die Patienten dadurch, ihre Gefühlszustände zu identifizieren und zu kommunizieren. Sie lernen auch, sich in der Kommunikation ihrer Befindlichkeit in wenigen Sätzen auf das Wesentliche zu fokussieren. Der Therapeut validiert bzw. bedankt sich für die Äußerungen oder fasst das Wesentliche zusammen, ohne die Angaben jedoch weiter zu vertiefen.

# Sitzung 1

## Lernziele
→ Erkenntnis, dass es sich bei den erlebten Beschwerden um ein Syndrom handelt, welches die gesamte Person und ihre interpersonellen Bezüge betrifft
→ Depressive Symptome und deren Auswirkungen kennen
→ Krankheitsakzeptanz erhöhen

## Schriftmaterial
→ 🗎 2: Depressionen – verstehen, bewältigen und vorbeugen

## Übung „Symptome benennen"

▶ **Typische Symptome der Depression in der Gruppe mit Hilfe der folgenden Übung erheben und das Störungsbild beschreiben lassen.**

Die Teilnehmer werden gebeten, die Symptome zu benennen bzw. zu sammeln, die sie bei sich als **Krankheitszeichen** der Depression wahrnehmen (z.B. Verlust von Interesse, Schlafstörungen, Antriebslosigkeit etc.). Diese werden auf ein Flip-Chart notiert, bis das Krankheitsbild ausreichend beschrieben ist. Bevor die Wortmeldungen gesammelt werden, zeichnet der Gruppenleiter eine **Tabelle** an das Flip-Chart, welche die Überschriften „körperlich/physiologisch/verhaltensbezogen", „seelisch/psychisch/emotional", „geistig/kognitiv" und „motivational" enthält. Er beschreibt das Krankheitsbild.

⟩**Beschreibung des Krankheitsbilds**
„Die Erkrankung ‚Depression' äußert sich auf mehreren Ebenen, und nicht nur – wie viele glauben – durch die Stimmung. Wir sammeln jetzt, woran Sie gemerkt haben, dass Sie depressiv sind. Lassen Sie uns gemeinsam die einzelnen von Ihnen genannten Symptome unter die am Flip-Chart aufgeschriebenen Kategorien einordnen. ‚Appetitlosigkeit' käme beispielsweise zu den körperlich/physiologischen Symptomen, ‚Konzentrationsstörungen' werden bei den geistig/kognitiven Beschwerden eingeordnet, ‚Antriebslosigkeit' bei den motivationalen Symptomen."⟨

Als nächstes wird auf die Auswirkung von einzelnen Symptomen eingegangen, wobei den **interpersonellen Auswirkungen** besondere Aufmerksamkeit geschenkt wird (z.B. wenig Lächeln bewirkt weniger positive Resonanz beim Gegenüber und führt rückwirkend zu negativen Auswirkungen auf die eigene Stimmung).

⟩**Fragen zum Krankheitsbild**
„Woran haben Sie festgestellt, dass etwas nicht stimmt/dass Sie an einer Depression leiden? Was war anders als sonst? Unter welche Spalte bzw. Kategorie würden Sie z.B. die Schlafstörungen (oder andere Symptome) einordnen? Welche Auswirkung hatte z.B. die Antriebslosigkeit

(oder andere Symptome) auf Ihr Leben? Beispielsweise auf Ihre berufliche Leistung, auf Ihre Beziehungen zu Ihrer Familie oder zu Freunden, auf Ihr Selbstwertgefühl?"❨

▶ **Syndrom beim Namen nennen und die Depression als Erkrankung erklären.**
Es wird z. B. durch Befragen der Teilnehmer nach ihren Erfahrungen mit der Depression erarbeitet, dass eine bestimmte **Anzahl, Dauer** und **Intensität** der Symptomatik notwendig ist, um von einer depressiven Erkrankung sprechen zu können. Es empfiehlt sich, dazu auch die ICD-10-Kriterien (vgl. Manual: Kap. 3.2) oder die DSM-IV-Kriterien als Kopie an die Teilnehmer auszuteilen oder an das Flip-Chart anzuschreiben.

❩**Kriterien einer depressiven Erkrankung**
„Wenn Sie durch eine Prüfung fallen und sich eine Zeit lang niedergeschlagen, mutlos und verzweifelt fühlen, kann man dann von einer Depression sprechen? Nein. Dies ist vielmehr eine normale Reaktion auf ein belastendes Ereignis. Wenn dieser Zustand jedoch länger als zwei Wochen anhält und fast den ganzen Tag vorhanden ist und Sie außerdem noch unter anderen Symptomen wie Schlafstörungen, Konzentrationsproblemen und Antriebslosigkeit leiden, entwickeln Sie möglicherweise eine Depression.
Wir können anhand der international anerkannten und verbindlichen Diagnosekriterien, die wir Ihnen ausgeteilt haben, nachvollziehen, welche Bedingungen erfüllt sein müssen, um von einer Depression im Krankheitssinne zu sprechen."❨

## Zur Vertiefung 1
→ Abgrenzen gegen **normale** (d. h. nicht krankhafte) depressive Verstimmungen, Belastungsreaktionen, Trauer oder „Schlecht-drauf"-Sein an individuellen Beispielen der Teilnehmer
→ Unterscheiden bzw. **Abgrenzen** der Erkrankung von Willensschwäche, persönlichem Versagen, Faulheit, Charakterschwäche etc.
→ Mit den Teilnehmern diskutieren, wie andere Menschen und sie selbst den depressiven Zustand empfunden und bewertet haben; dabei die Betroffenen entlasten, indem **Vorurteile** gegenüber depressiven Personen (z. B. „man lässt sich nur hängen") aufgeklärt werden

❩**Entlastung von Schuldgefühlen**
„Hatten Sie das Gefühl, dass Sie aus der Depression herauskommen können, indem Sie sich zusammenreißen? Haben Sie Ihren Zustand als persönliches Versagen empfunden? Haben Sie sich dafür geschämt? Hat Ihnen jemand gesagt, dass Sie sich nur hängen lassen? Stimmt das etwa?"❨

▶ **Dem Patienten die Krankenrolle zuteilen/zugestehen.**

Aus dem bisher Erarbeiteten (Depression als Erkrankung zu definieren) lässt sich für die Patienten die Zuschreibung der **Krankenrolle** ableiten (vgl. Manual: Kap. 7.1, S. 123 f). Dabei wird am Flip-Chart illustrierend auf die beiden Aspekte der Krankenrolle eingegangen, nämlich:

- der damit verbundenen **Entlastung** einerseits (z. B. von sozialen und beruflichen Verpflichtungen) und
- der damit verbundenen **Verpflichtung** andererseits – im Rahmen der persönlichen Möglichkeiten – am Genesungsprozess *aktiv* mitzuarbeiten (im Sinne des Befolgens therapeutischer Maßnahmen).

Der Unterschied zwischen einer traditionell eher **passiven** Krankenrolle bei somatischen Erkrankungen (z. B. im Bett liegen bei einer Lungenentzündung, Medikamente einnehmen, auf Besserung warten) und der **aktiv-bewältigenden** Krankenrolle bei der Depression (z. B. Aktivitätsaufbau, sportliche Betätigung) wird durch Fragen an die Teilnehmer herausgearbeitet. Der Unterschied zwischen passiver und aktiver Krankenrolle kann auch durch ein Bild oder eine Grafik verdeutlicht werden (s. anhand des folgenden Beispiels: ein Bett skizzieren, in dem ein Patient mit gebrochenem Bein liegt; dieses Bild dann rot durchstreichen und stattdessen die Aktivitäten eines depressiven Patienten skizzieren). Die Gruppenteilnehmer können nach Beispielen für passives und aktives krankheitsbewältigendes Verhalten sowie nach eigenen Erfahrungen gefragt werden, z. B.: Was hat kurz- und/oder langfristig geholfen, was nicht?

> ❭ **Passive und aktive Krankenrolle**
> „Wenn Sie sich ein Bein gebrochen haben (s. Bild), begeben Sie sich normalerweise in Behandlung und werden einige Zeit im Bett liegen und sich schonen. Bei einer Depression hingegen ist Ihre Rolle als Patient aktiver. Das heißt, Sie sollten sich möglichst nicht ins Bett legen (oder nur für kurze Zeiträume), sondern versuchen, ein angemessenes Ausmaß an Aktivität aufrecht zu erhalten. Sie sollten versuchen, eine Tagesstruktur einzuhalten, die Sie weder über- noch unterfordert. Denn die passive Krankenrolle, das Nichtstun und Sichzurückziehen verschlimmert den depressiven Zustand in der Regel, vor allem längerfristig. Wer von Ihnen hat diese Erfahrung schon einmal gemacht? Welche Verhaltensweisen sind außerdem noch hilfreich, um depressiven Verstimmungen entgegenzuwirken? Wer könnte Ihnen beim Einhalten einer sinnvollen Tagesstruktur helfen? Wie könnte das genau aussehen? Was wäre hilfreich für Sie?"❬

▶ **Stigma und Krankheitsakzeptanz besprechen.**
→ Diskussion über das **Stigma**, das mit der Erkrankung verbunden ist
→ **Schuld- und Schamgefühle** aufgrund der Erkrankung werden aufgegriffen
→ Eigene **Krankheitsakzeptanz** wird thematisiert

❭ **Stigma und Krankheitsakzeptanz**

„Wie war es für Sie, zu erfahren, dass Sie an einer Depression leiden? Wer von Ihnen tat sich schwer damit? Welchen Einfluss hat das auf Ihre Behandlungsbereitschaft, wenn Sie die Diagnose nicht akzeptieren können? Was folgt hieraus für den Verlauf der Erkrankung und für Ihre eigene Lebensqualität und die Ihrer Bezugspersonen?"❬

## Zur Vertiefung 2

→ Der Begriff der **Selbststigmatisierung** wird eingeführt und die interpersonellen Auswirkungen der Selbststigmatisierung diskutiert

→ Berühmte Personen mit einer affektiven Störung können anhand von Bildmaterial (z. B. über www.depression-online.de) vorgestellt werden, um verschiedene **Umgangsweisen** mit der Erkrankung zu illustrieren, aber auch um damit die Möglichkeit zu zeigen – je nach Umgang – trotz der Erkrankung ein erfolgreiches Leben zu führen

→ Reaktionen und Erfahrungen mit der sozialen **Umgebung** werden besprochen und wie man damit umgehen kann

→ Verschiedene Umgangsweisen der Teilnehmer mit den Reaktionen ihrer Umgebung sollen in Form von Rollenspielen **ausprobiert** und gemeinsam **bewertet** werden

❭ **Umgang mit den Reaktionen anderer**

„Welche Reaktionen von anderen Menschen auf Ihren Zustand haben Sie erlebt? Wie ging es Ihnen dabei? Wie sind Sie damit umgegangen? Wie möchten Sie an Ihrer Arbeitsstelle (oder im Bekanntenkreis) damit umgehen, dass Sie depressiv sind? Wie könnten Sie Ihrem Chef (oder Partner, Kindern, Freunden) vermitteln, dass Sie an einer Depression erkrankt sind? Wem müssen und wem wollen Sie es sagen, dass Sie depressiv sind? Was sind Vor- und Nachteile?"❬

## Hausaufgaben

→ 🗎 **2: Depressionen – verstehen, bewältigen und vorbeugen** lesen und möglichst mit Angehörigen besprechen

# Sitzung 2

## Lernziele

→ Hilflosigkeit im Umgang mit den depressiven Symptomen überwinden, indem Bewältigungsstrategien entwickelt werden

## Schriftmaterial

→ 🗎 **3: Protokollbogen zur Symptombewältigung**

Zur Vorbereitung dieser Sitzung sollte der Gruppenleiter den folgenden Abschnitt und folgende Materialien studieren:

- 🗎 4: **Selbstverpflichtung zur Behandlung und zum Leben**
- 🗎 5: **Schlaffragebogen**
- 🗎 6: **Schlafprotokoll, Morgenprotokoll**
- 🗎 7: **„Grünes Rezept": Nichtmedikamentöse Empfehlung (Schlafhygiene)**
- 🗎 8: **Mythen und Fakten über den Schlaf**
- 🗎 9: **Schlafstörende Faktoren**
- 🗎 10: **Teufelskreis: Schlafschwierigkeiten und Einnahme von Schlafmedikation/Alkohol**
- 🗎 11: **Schlafstörende Gedanken und Erwartungen**
- 🗎 12: **Regeln für einen gesunden Schlaf**
- 🗎 13: **Was mir alles Spaß macht**
- 🗎 14: **Wochenplan**
- 🗎 15: **Bewusster Umgang mit Gefühlen**
- 🗎 16: **Stresstoleranz**


▶ **Zusammenfassung der letzten Sitzung durch die Teilnehmer.**
→ Ggf. Ergänzung durch den Therapeuten, Klärung von restlichen Fragen, Besprechen der Hausaufgaben


▶ **Umgang mit den Symptomen erarbeiten.**
Es werden **Strategien** zum Umgang mit einzelnen Symptomen, die von den Patienten genannt werden, gemeinsam entwickelt und ausprobiert. Strategien für das Symptommanagement sind beispielsweise:
- Symptom „Schlafstörungen":
  - Regelmäßigkeit des Schlaf-Wach-Rhythmus sichern (regelmäßige Schlaf- und Aufstehzeiten, Essenszeiten, soziale Aktivitäten, Entspannungszeiten etc.);
  - kein Tagesschlaf, keine „Nickerchen";
  - Verkürzung der im Bett verbrachten Zeit (Beginn mit 5–6 Std.), relativ spät zu Bett gehen (nicht vor 22 Uhr) und früh aufstehen;
  - nachts nicht auf die Uhr schauen (Gefahr der Konditionierung);
  - altersentsprechende sportliche Aktivitäten (nicht mehr nach 19 Uhr wegen erhöhter Körpertemperatur);
  - Schlafrituale einführen (entspannend, beruhigend z. B. Atemübungen, Buch lesen, sanfte Musik hören, Kräutertee trinken);
  - Schlafhygiene (z. B. keinen Kaffee, Kakao, Alkohol, geeignete Zimmertemperatur);
  - bei Schlafunterbrechungen entspannt dösen, gelassen bleiben, an „neutrale" Dinge denken (z. B. Koffer packen, Einkaufsliste etc.);
  - belastende Gedanken ggf. aufschreiben und in eine Schublade legen, am nächsten Tag bearbeiten;
  - Entspannungsübungen;

- bei innerer Unruhe aufstehen und monotone Dinge tun (z. B. bügeln, lesen);
- ggf. medikamentöse Unterstützung (Abhängigkeitsgefahr berücksichtigen).

- Symptom „Inaktivität":
  - sich mobilisieren (einen „Schlachtruf" zurechtlegen), kleine Ziele definieren (z. B. zum Bäcker gehen), einen überschaubaren zeitlichen Rahmen setzen;
  - Balance herstellen zwischen Überforderung und Unterforderung;
  - sich die Krankenrolle zugestehen und das übliche Pensum reduzieren;
  - kleine Schritte planen (an letzte Woche denken: „Was habe ich da geschafft?"; für die nächsten Tage planen: „Diese Woche gehe ich einen Schritt weiter");
  - Psychoedukation (z. B. sich ins Bett zurückziehen ist depressionsfördernd);
  - keine Energie verschwenden für Dinge, die momentan überfordernd sind („Tun Sie nur, was Sie können, und nicht, was Sie nicht schaffen!"); gelassen bleiben;
  - ggf. medikamentöse Unterstützung.

- Symptom „kognitive Beeinträchtigungen":
  - leistungsfähigste Zeit herausfinden (oftmals am Nachmittag) und entsprechend planen;
  - kleine Schritte planen (z. B. Zeitung lesen anstatt ein Buch);
  - keine Energie verschwenden für Dinge, die momentan überfordernd sind („Tun Sie nur, was Sie können, und nicht, was Sie nicht schaffen!"); gelassen bleiben.

- Symptom „niedergeschlagene Stimmung":
  - Stressoren, die die Stimmung verschlechtern (z. B. Besuch der Schwiegermutter) herausfinden und vermeiden oder vermindern;
  - erfreuliche Aktivitäten planen (z. B. mit Hilfe von Verstärkerlisten);
  - Genussübungen;
  - Hilfe/Unterstützung beim Lösen von Problemen in Anspruch nehmen (Arbeit, juristische Themen, Beziehungen etc.);
  - sich ablenken;
  - angenehme Beziehungen in Anspruch nehmen (nicht zurückziehen!);
  - dem Gefühl entgegengesetzt handeln (z. B. spazieren gehen, auch wenn man am liebsten im Bett liegen bleiben würde).

- Symptom „Hoffnungslosigkeit":
  - Erinnerungen aktualisieren, wie vergangene depressive Episoden vorbeigingen;
  - als Symptom der Depression akzeptieren;
  - hoffnungslose Gedanken als Stimme der Depression identifizieren, die man ignorieren oder beantworten kann;
  - kurzfristige erreichbare Ziele setzen.

- Symptom „Schuldgefühle":
  - entlasten durch Psychoedukation (Depression ist eine Erkrankung, Schuldgefühle sind Symptome der Depression);
  - sich die Krankenrolle zugestehen, übliches Pensum reduzieren;

  – Hilfe/Unterstützung beim Lösen von Problemen in Anspruch nehmen (Arbeit, juristische Themen, Beziehungen etc.);
  – Balance herstellen zwischen Überforderung und Unterforderung.
- Symptom „Entscheidungsschwierigkeiten":
  – Psychoedukation (keine größeren Entscheidungen treffen während einer Depression, sondern versuchen, sie aufzuschieben);
  – vertraute Person miteinbeziehen.
- **Symptom „Suizidgedanken":**
  – Psychoedukation: Suizidgedanken sind Symptome der Depression; Distanz dazu schaffen;
  – Frühwarnzeichen identifizieren (z. B. im Bett bleiben);
  – Hierarchie von Bewältigungsstrategien (Notfall-Karten: Therapeuten anrufen, Tagebucheinträge aus besseren Zeiten lesen, Freundin kontaktieren, sich ablenken, Achtsamkeitsübung oder andere Techniken der Stresstoleranz usw.);
  – Gründe zu leben und Gründe zu sterben auflisten, mit Therapeuten durchgehen;
  – ggf. Medikation ansetzen/ändern/augmentieren;
  – Netz aus sozialen Kontakten schaffen (Telefonate, Treffen, Therapiesitzungen etc.);
  – Hilfe/Unterstützung beim Lösen von Problemen in Anspruch nehmen (Arbeit, juristische Themen, Beziehungen etc.);
  – mit positiven Bezugspersonen darüber sprechen (z. B. Therapeut, Partner etc.);
  – konkrete Konsequenzen eines Suizidversuchs durchdenken;
  – potenzielle Waffen und Selbsttötungsmittel beseitigen (z. B. auch nicht in die Nähe von Zuggleisen gehen etc.);
  – geschützten Rahmen in Anspruch nehmen (z. B. geschützte Station).

Im stationären Kontext kann das Pflegepersonal in die Fortsetzung des Symptommanagements mit dem Patienten anhand der Materialien eingebunden werden bzw. die Materialien mit den Patienten bearbeiten. Im ambulanten Kontext können sich die Patienten auch von Bezugspersonen unterstützen lassen.

Beim Abschnitt „Symptommanagement" sollten generell möglichst **viele Rollenspiele** oder **praktische Übungen** (z. B. Achtsamkeitsübungen, s. nachfolgendes Beispiel) angeboten und durchgeführt werden. Das Symptommanagement kann bei schwerer symptomatisch belasteten Patienten z. B. im Kliniksetting mit Hilfe der Bezugspflegeperson des jeweiligen Patienten über den gesamten weiteren Verlauf der stationären Behandlung fortgesetzt werden.

## Beispiel „Innere Unruhe oder Grübeln"

Bei den Symptomen „**innere Unruhe**" oder „**Grübeln**" kann das Einsetzen der fünf Sinne zur Beruhigung, zum Sammeln der Gedanken und zum Abstandgewinnen dienen.

Es wird ein geeignetes Objekt wie beispielsweise Orangenstückchen, gefüllte Knusperschokolade, Herbstlaub o. ä. verteilt und in möglichst vielen Sinnesqualitäten beschrieben: Was gibt es zu sehen, fühlen, schmecken und riechen? Die Patienten werden dabei vom Therapeuten verbal angeleitet (📄 **16: Stresstoleranz**; 📄 **23: Strategien zur Krisenbewältigung**). Sie sollen ihren jeweiligen Sinn ganz auf ihre Wahrnehmung konzentrieren und die Aufmerksamkeit dabei halten. Es wird nachbesprochen, was die Einzelnen genau erlebt haben und welche Auswirkung das Erleben bzw. die Nutzung des jeweiligen Sinneskanals auf die innere Unruhe oder das Grübeln hatte.

### Beispiel „Schlafstörungen"

Bei Schlafstörungen soll der betroffene Patient zunächst ein **Schlaftagebuch** führen (📄 **6: Schlafprotokoll, Morgenprotokoll**) und dieses zur Gruppensitzung mitbringen.

▶ **Der Therapeut sollte sich durch die Handouts** 📄 **7,** 📄 **8,** 📄 **9,** 📄 **10,** 📄 **11 und** 📄 **12 auf die Sitzung vorbereiten.**

❭ Schlaf und Schlaftagebuch
„Wie ich an Ihrem Schlaftagebuch erkennen kann, haben Sie sehr unregelmäßige Schlafzeiten. Manchmal gehen Sie abends schon sehr früh zu Bett, liegen dann aber offensichtlich noch mehrere Stunden wach. Morgens stehen Sie dann gegen 7.15 Uhr auf. Das bedeutet, dass Sie an diesen Tagen mehr als zehn Stunden im Bett verbringen. An Wochenenden wiederum kann es nach Mitternacht werden, bis Sie schließlich zu Bett gehen. Dann bleiben Sie morgens bis gegen 10 Uhr im Bett, oder Sie schlafen später tagsüber ein bis zwei Stunden. Diese Unregelmäßigkeiten bringen Ihren Schlafrhythmus immer mehr aus dem Konzept.
Unser Schlaf unterliegt gewissen Regeln. Eine dieser Regeln besagt, dass konstante Schlafzeiten für guten Schlaf zuträglich sind, ja, dass man sich regelrecht darauf trainieren kann. Sie sollten also von nun an möglichst nicht vor 23 Uhr zu Bett gehen und morgens, unabhängig vom Zeitpunkt des Einschlafens, regelmäßig z. B. gegen 6 Uhr aufstehen. Sie sollten zu Beginn nicht mehr Zeit im Bett verbringen als Ihre tatsächliche Schlafzeit. Je kürzer Sie Ihre Bettzeit halten, desto schneller werden sich Ihre Schlafprobleme bessern. Verzichten Sie bitte auf Mittagsschlaf oder Nickerchen. Wenn Sie das befolgen, wird sich nach einiger Zeit eine Verbesserung Ihrer Schlafbeschwerden einstellen." ❬

### Beispiel „Suizidgedanken"

Zur Abklärung von **Suizidabsichten** eignen sich folgende Fragen:
• Leiden Sie unter Selbsttötungsgedanken, -ideen oder -vorstellungen?
• Wie stark ist Ihr Wunsch zu leben (z. B. auf einer Skala von 1–10)?

- Wie stark ist Ihr Wunsch zu sterben?
- Wie stark ist Ihr Wunsch, einen Selbsttötungsversuch zu unternehmen (z. B. auf einer Skala von 1–10)?
- Überwiegen Ihr Gründe zu leben oder Ihre Gründe zu sterben? Welche Gründe gibt es?

Falls vorhanden:
- Wie lange dauern Ihre Selbsttötungsgedanken an?
- Wie häufig sind sie?
- Wie sehr akzeptieren Sie sie?
- Wie gut können Sie diese Gedanken kontrollieren?
- Wissen Sie eine Suizidmethode? Haben Sie jetzt oder später die Möglichkeit, sie durchzuführen?
- Haben Sie sich Einzelheiten überlegt, geplant oder Vorbereitungen getroffen?
- Trauen Sie sich selbst zu, sich zu töten?
- Haben Sie einen Abschiedsbrief geplant, angefangen, beendet oder andere Handlungen in Erwartung des Todes unternommen?
- Sprechen Sie offen über Ihre Absichten?
- Haben Sie früher schon Selbsttötungsversuche unternommen? Wie groß war Ihre Absicht zu sterben beim letzten Versuch? (lückenlose Verhaltensanalyse erheben)

Wenn ein Patient fragt, wie er mit **sporadisch auftretenden Suizidgedanken** umgehen kann, bietet sich folgende Vorgehensweise an: Zunächst soll er beschreiben, wann, in welcher Ausprägung, mit welchen Inhalten und in welchem Zusammenhang diese Gedanken auftreten. Der Therapeut bzw. der Gruppenleiter **validiert** (bestätigt) den Leidensdruck des Patienten ohne zu dramatisieren oder zu bagatellisieren. Er stellt Suizidgedanken als häufiges Symptom der Depression dar. In diesem Zusammenhang kann über das Phänomen der **negativ verzerrten Informationsverarbeitung** depressiver Menschen informiert werden, die sich verbessert, sobald die depressive Störung remittiert. Auf jeden Fall wird der Patient modellhaft für die anderen Teilnehmer darin instruiert, **am Leben zu bleiben**.

> ❭Suizidgedanken
> „Viele Menschen, die im Rahmen einer depressiven Episode den Lebensmut verloren hatten, waren später erleichtert und dankbar, dass sie sich daran haben hindern lassen, sich etwas anzutun."❬

Dann werden unter Einbeziehen der Erfahrungen der anderen Patienten verschiedene **Strategien** herausgearbeitet, die dem Patienten helfen können, wie z. B.:
- Anerkennen der Realität der Suizidgedanken, Auseinandersetzung mit der suizidalen Thematik, Übernahme von Eigenverantwortung,
- Besprechen des Ausmaßes und der Lösbarkeit der dahinter stehenden Probleme (ggf. auch im Einzelgespräch mit Therapeuten oder einer Bezugspflegeperson), Lösungsmöglichkeiten finden,

- sich bei jemandem, der dafür geeignet erscheint (z. B. Bezugsperson, behandelnder Arzt, Bezugspflegeperson etc.), Ermutigung, Hoffnung, Unterstützung und Entlastung holen,
- tägliche Kurzkontakte z. B. mit Pflegepersonal vereinbaren,
- Erstellen von „Notfallkarten" mit Hilfe des Therapeuten und der Bezugspflegeperson, auf denen steht, was der Betroffene tun kann, wenn er sich suizidal fühlt (z. B. Vertrauensperson anrufen, Tagebucheinträge aus besseren Zeiten lesen, sich ablenken, Therapeuten kontaktieren, positive soziale Situationen aufsuchen etc.),
- Gründe für und gegen das Leben sammeln,
- konkrete Konsequenzen eines Suizids besprechen,
- Entspannungs- oder Achtsamkeitsübungen (Atemübungen, radikales Akzeptieren, 🗎 **16: Stresstoleranz**) durchführen,
- sorgfältige Planung der Freizeit und Wochenenden mit Hilfe eines Tagesplans, Beseitigung potenzieller Suizidwaffen,
- Fähigkeit der Kontrolle über die Suizidgedanken anhand einer Skala einschätzen lernen, sich ggf. vorübergehend auf eine geschlossene Station begeben.

Weitere Strategien zum Umgang mit Suizidalität sind im Manual (Kap. 18.1) aufgeführt. Der Therapeut (und möglichst ein Ko-Therapeut) achten während des Sammelns der oben genannten Strategien auf ein **konstruktives, ermutigendes und hoffnungsvermittelndes Klima** in der Gruppe. Auf keinen Fall darf eine kollektiv hilflose und frustrierte Atmosphäre auftreten. Der Erfahrungsaustausch unter den Teilnehmern hinsichtlich suizidalen Verhaltens sollte möglichst rasch in Richtung günstiger Umgangsmöglichkeiten kanalisiert werden. Einzelne Strategien können unter Anleitung des Therapeuten direkt ausprobiert werden (z. B. Achtsamkeitsübungen). Abschließend schätzt der Gruppenleiter ggf. die akute Suizidalität der Teilnehmer ein und vergewissert sich bzgl. der Absprachefähigkeit, d.h., ob ein Patient dem Therapeuten glaubwürdig vermitteln und zusichern kann, dass er aktuell in der Lage ist, die Kontrolle über seine Suizidgedanken zu behalten oder sich im Zweifelsfall Hilfe zu holen (z. B. anhand einer Liste von Notfallnummern von gesunden Bezugspersonen, Therapeuten oder Institutionen). Es kann auch eine Art Vertrag mit dem Patienten geschlossen werden, indem er sich verpflichtet, sich behandeln zu lassen und sich während der Therapie nichts anzutun (🗎 **4: Selbstverpflichtung zur Behandlung und zum Leben**).

**Cave:** In Abhängigkeit von der Zusammensetzung der Gruppe und dem übrigen Kontext ist es ggf. sinnvoller, das Besprechen von Suizidgedanken aus der Gruppentherapie auszulagern und im Einzelgespräch durchzuführen.

## Aktivitätenplanung und -aufbau

Das Vorgehen hierbei ist wie folgt:

- exemplarischen Plan für einen Tag erstellen; der Tagesplan soll ein Versuch sein, der Informationen für das weitere Vorgehen liefert;

- zunächst eine zeitlich begrenzte Tätigkeit bzw. die Beschäftigung mit nur einer Aufgabe planen;
- genaue Planung vornehmen (auch z. B. für die Stunden am Vorabend);
- Aufgaben und Zeiten festlegen, kleine Schritte planen („gestufte Aufgaben"), Barrieren identifizieren und ausräumen;
- Plan flexibel handhaben;
- Gefühle und Gedanken (positive wie negative) während der Durchführung beobachten, evtl. notieren.

Fragen zum Identifizieren angenehmer Aktivitäten sind beispielsweise:
- Was wäre eine angenehme Beschäftigung für Sie? Was könnte Ihnen Freude/Spaß machen?
- Was hat Ihnen früher Spaß gemacht? Hatten Sie Hobbies? Sport, Freizeitbeschäftigungen? Waren Sie in Vereinen?
- Unter welchen Umständen/mit wem könnte eine bestimmte Aktivität Spaß machen? Was wollten Sie schon immer gern tun?
- Was wäre entspannend? Was würde Sie entlasten?
- Welche Voraussetzungen brauchen Sie dafür? Wie können Sie sich diese schaffen?
- Was könnte im Wege stehen? Was könnten Sie tun, um das Hindernis zu bewältigen?
- Wer könnte Sie unterstützen?

Die Aktivitäten können in einen **Wochenplan** eingetragen werden.

## Verstärkung und Selbstverstärkung

Das **lerntheoretische Prinzip der Verstärkung** lässt sich wie folgt zusammenfassen: Die Konsequenzen eines Handelns haben Einfluss darauf, wie wahrscheinlich es in Zukunft ausgeführt wird. Positive Folgen bewirken häufigere Ausführung, negative verringern die Auftretensrate.

Angenehme Tätigkeiten (z. B. viel Alkohol trinken) können **kurzfristig positive**, **langfristig** aber **negative** Folgen (z. B. Kater) haben. Umgekehrt können Tätigkeiten **kurzfristig** als **negativ** (z. B. auf Süßigkeiten verzichten) erlebt werden, **langfristig** aber **positive** Effekte haben (Gewichtsabnahme).

Beim **Aufbau von Verstärkerplänen** ist Folgendes zu beachten:
- Verstärker bestimmen:
  - individuelle Verstärker ermitteln (z. B. Liste angenehmer Ereignisse/Häufigkeit),
  - Verstärker muss positive Gefühle vermitteln,
  - Verstärker muss zugänglich sein,
  - Verstärker muss ausreichenden Belohnungswert haben.
- Plan erstellen:
  - ermittelte Verstärker bei wöchentlicher bzw. täglicher Aktivitätenplanung gezielt als Belohnung einsetzen und schriftlich notieren,
  - Selbstbelohnung „vertraglich" festlegen.

## Hausaufgaben
→ 🖹 **3: Protokollbogen zur Symptombewältigung** für mindestens ein Symptom ausfüllen (ggf. mit Hilfe einer Bezugsperson oder des Pflegepersonals)

# Sitzung 3

## Lernziele
→ Risikofaktoren, Frühwarnzeichen und Behandlungsmöglichkeiten für depressive Störungen kennen

## Schriftmaterial
→ 🖹 **2: Depressionen – verstehen, bewältigen und vorbeugen**
→ 🖹 **17: Was ist Interpersonelle Psychotherapie?**

▶ **Zusammenfassung der letzten Sitzung durch die Teilnehmer.**
→ Ggf. Ergänzung durch den Therapeuten, Klärung von Fragen, Besprechen der Hausaufgaben

▶ **Verlaufseigenheiten der Depression erklären.**
Der **episodische Verlauf** der Depression sowie die Therapie in den verschiedenen Phasen „Akut", „Erhaltungstherapie" (Continuation) und „Prophylaxe" (Maintenance) werden erklärt. Ebenso werden die durchschnittliche Dauer einer behandelten und unbehandelten Episode, die Häufigkeit von Depressionen in der Bevölkerung, die verschiedenen Schweregrade und die Möglichkeit der Wiedererkrankung besprochen (🖹 **2: Depressionen – verstehen, bewältigen und vorbeugen**).

In diesem Zusammenhang können typische **Frühwarnzeichen** (z. B. gestörter Schlaf) der einzelnen Teilnehmer und Vorschläge, wie man sich bei ihrem Auftreten verhalten kann, gesammelt werden. Am Flip-Chart wird außerdem ein schriftlicher **Krisenplan** (vgl. Manual: Kap. 18) erarbeitet.

> ❭ **Frühwarnzeichen und Verhaltensvorschläge**
> „Wenn Sie nun feststellen, dass Sie wieder mehrere Tage nacheinander an Frühwarnzeichen (z. B. unter morgendlichem Früherwachen) leiden, was könnten Sie als Erstes tun? An wen könnten Sie sich wenden? Wie können Sie sich am günstigsten verhalten? Was ist der nächste Schritt?"❭

Die Prognose wird **ermutigend** besprochen, und es wird ein **Erfahrungsaustausch** unter den Teilnehmern angeregt.

> ❭ **Ermutigung**
> „Wenn ein günstiger Umgang mit der Erkrankung stattfindet, so wie Sie es in dieser Therapie lernen sollen, sollte es Ihnen möglich sein, ein erfolgreiches Leben zu führen. Zwischen den einzelnen Phasen kehren

die meisten Betroffenen nämlich zu ihrer vorherigen Leistungsfähigkeit zurück. Welche Erfahrungen haben diejenigen gemacht, die bereits mehrere depressive Episoden erlebt haben?"❨

▶ **Risikofaktoren der Depression vermitteln.**

→ Zusammen mit den Teilnehmern wird ein **multifaktorielles Krankheitsmodell** erarbeitet

→ Sammeln von möglichen ätiologischen und Risikofaktoren anhand der Erfahrungen der Patienten (vgl. Manual: Kap. 3.4)

> ❩**Risikofaktoren**
> „Wie bei jeder anderen Erkrankung gibt es auch bei der Depression bestimmte Faktoren, welche die Wahrscheinlichkeit erhöhen, dass die Krankheit zum Ausbruch kommt. Solche Faktoren lassen sich manchmal, aber leider nicht immer vermeiden bzw. kontrollieren. Deswegen ist es günstig, zu wissen, wovor man sich selbst schützen kann. Wir sammeln jetzt gemeinsam solche Risikofaktoren und schreiben sie unter verschiedenen Überschriften an das Flip-Chart."❨

▶ **„Verschiedene Risikofaktor-Kategorien" an das Flip-Chart schreiben.**

Die verschiedenen **Risikofaktoren** werden vom Therapeuten in 5 Hauptkategorien zusammengefasst und an das Flip-Chart geschrieben:

- **Biologische Faktoren:**
  - genetische Faktoren,
  - Störungen im Neurotransmittersystem,
  - körperliche Erkrankungen (z. B. Herzerkrankungen),
  - bestimmte Medikamente, Drogen, Alkohol,
  - hormonelle Störungen,
  - Veränderung des Schlafes,
- **Persönlichkeitsfaktoren** (z. B. Ängstlichkeit, Perfektionismus, Selbstunsicherheit),
- **Psychosoziale Faktoren:**
  - belastende Ereignisse (hier soll der zwischenmenschliche Kontext betont werden: Trauer, Rollenwechsel, Auseinandersetzungen),
  - chronische persönliche Belastungen (z. B. soziale Isolation, chronische Auseinandersetzungen, Armut),
- **Kognitive Faktoren** (z. B. „Ich bin für alles und jeden verantwortlich" oder „Meine Bedürfnisse sind weniger wichtig als die der anderen Menschen"),
- **Entwicklungsfaktoren:**
  - frühkindliche Traumatisierungen (z. B. emotionale Vernachlässigung, körperliche Misshandlungen).

Folgende Erklärung des **Vulnerabilitäts-Stress-Modells** (bzw. Anfälligkeits-Belastungs-Modells) schließt sich daran an.

❭ **Beispiel für das Vulnerabilitäts-Stress-Modell**

„Stellen Sie sich ein Gefäß vor, das bis zu einem gewissen Pegel bereits mit Wasser gefüllt ist (Anfälligkeit bzw. Verletzlichkeit z. B. durch Erbfaktoren und frühkindliche Lebensbelastungen). Durch verschiedene Stressfaktoren, die nun noch hinzukommen, steigt der Pegel immer weiter an, bis das Wasser schließlich überläuft. Zu den Stressfaktoren, die das Gefäß zum Überlaufen bringen können, zählen beispielsweise belastende Ereignisse (z. B. Entlassung, Tod von Angehörigen), körperliche Erkrankungen, negative Gedanken oder Einstellungen und Persönlichkeitsfaktoren (z. B. Selbstunsicherheit)."❬

▶ **Behandlungsmöglichkeiten der Depression erklären.**

Die verschiedenen **Therapieoptionen** werden vom Therapeuten vorgestellt und an das Flip-Chart geschrieben. Sie können von den Patienten gesammelt, ergänzt und/ oder kommentiert werden:

- **Medikamentöse Therapien** (vgl. Manual: Kap. 3.5):
  - Sammeln der verschiedenen Medikamente der anwesenden Patienten,
  - Unterteilen in die verschiedenen Substanzklassen mit den jeweiligen typischen Nebenwirkungen,
  - Wirklatenz der Antidepressiva und Wahrscheinlichkeit einer Response erklären.
- **Psychotherapien**: Es werden verschiedene gängige Verfahren (kognitive Verhaltenstherapie, psychodynamische Psychotherapie etc.; vgl. Manual: Kap. 3.5 und Kap. 5) vorgestellt, wobei der Schwerpunkt auf Informationen über die IPT liegt, d. h., es wird genau erklärt, was IPT ist und welches Rationale dahinter steht (▨ **17: Was ist Interpersonelle Psychotherapie?** wird an die Teilnehmer ausgehändigt):
  - die interpersonellen Problembereiche der einzelnen Patienten werden zusammengetragen; an einem oder zwei dieser Problembereiche wird das Therapierationale vermittelt und die Depression in den interpersonellen Kontext gesetzt,
  - auch die nachgewiesene gute Wirksamkeit der IPT sollte betont werden (vgl. Manual: Kap. 4.6),
  - Fragen von Patienten beantworten, ggf. mehr Informationen über Rationale und Wirksamkeit der einzelnen Verfahren geben.
- **Adjuvante Therapiemöglichkeiten:**
  - Schlafentzug,
  - Lichttherapie,
  - Elektrokrampftherapie,
  - Sporttherapie, dabei die Bedeutung regelmäßiger sportlicher Aktivitäten betonen.
- **Tagesstrukturierende, soziotherapeutische und arbeitsrehabilitative Maßnahmen:**
  - Sammeln und (bei einer stationären Behandlung) die auf der Station angewandten Therapieformen benennen (z. B. Ergotherapie, Musiktherapie etc.),

- – Rationale erläutern (z. B. Aktivierung, Verstärkung, Strukturierung etc.),
- – Besprechen, worin die Vor- und Nachteile der einzelnen Verfahren liegen (z. B. haben Medikamente eine kürzere Wirklatenz als psychotherapeutische Maßnahmen) und welche Erfolgschancen die verschiedenen Interventionen haben.
- **Optional:** Möglichkeiten der Vorbeugung bzw. der Rezidivprophylaxe vorstellen (kann auch am Ende der Behandlung individuell und unter Einbeziehen von Bezugspersonen stattfinden).

**Schutz** vor weiteren depressiven Episoden durch:

- psychotherapeutische und/oder medikamentöse Erhaltungstherapie und Rezidivprophylaxe,
- Behandlungscompliance (z. B. regelmäßige Einnahme der Medikamente),
- verbesserten Umgang mit Stress, Problemen und Belastungen,
- Aufbau und Pflege eines sozialen Stützsystems,
- Etablierung positiver Aktivitäten,
- gesunde und regelmäßige Lebensführung (inkl. sportlicher Aktivitäten),
- Erkennen von Frühwarnzeichen (z. B. vermehrter Stress, Schlafschwierigkeiten),
- Selbsthilfegruppen.

## Hausaufgaben

→ Weiterhin Ausprobieren bzw. Anwenden der Strategien zum Symptommanagement unter Verwendung des Protokollbogens

→ 🗎 **17: Was ist Interpersonelle Psychotherapie?** lesen und möglichst mit Angehörigen besprechen

→ Eigene „Frühwarnsymptome" (ggf. mit Hilfe einer Bezugsperson) schriftlich auflisten

→ Schriftlichen Krisenplan (ggf. mit Hilfe einer Bezugsperson oder des Pflegepersonals) für sich selbst ausarbeiten

# Modul II: Interpersonelle Grundfertigkeiten aufbauen

## Umfang
→ 4 Sitzungen

## Ziele
→ Soziale Isolation des Patienten verringern

→ Patienten zum Aufnehmen von Beziehungen und dem Aufbau eines sozialen Netzwerks ermutigen

→ Die nötigen Fertigkeiten hierfür vermitteln

## Methoden

**Wichtig:** In diesem Modul werden Teilnehmer, deren Problembereich laut Behandlungsvertrag „**Isolation/Einsamkeit/Soziale Defizite**" ist, gebeten, für die Durchführung der Übungen eigene Beispiele einzubringen und über ihre Erfahrungen zu berichten. Erst wenn sich kein Beispiel findet, gibt der Gruppenleiter ein Standardbeispiel vor. Es wird darauf geachtet, die übrigen Teilnehmer als „Ressource" zu nutzen, d. h. Lösungsvorschläge sollten möglichst von den Teilnehmern erarbeitet und zusammengetragen (und nicht vom Gruppenleiter vorgegeben) werden. In der letzten Sitzung dieses Moduls wurde bewusst Raum gelassen, um Themen aufzuarbeiten, die bisher aus Zeitgründen noch nicht besprochen werden konnten oder um (je nach Bedarf der Teilnehmer) bestimmte Themen zu wiederholen oder zu vertiefen. Der Therapeut kann sich mit Hilfe des Kapitels 11 im Manual (Schramm 2010) auf dieses Modul vorbereiten.

# Sitzung 1

## Lernziele
→ Protektive Bedeutung von Beziehungen hinsichtlich der Depression erkennen
→ Merkmale und Auswirkungen von depressiver versus nicht-depressiver Kommunikation kennenlernen
→ Sich in der Interaktion mit anderen positiv verstärkend verhalten (die eigene interpersonelle Attraktivität erhöhen)

## Schriftmaterial
→ 🗎 18: Problembereich „Rückzug/Isolation"
→ 🗎 19: Interpersonelle Grundfertigkeiten

▶ **Zusammenfassung der letzten Sitzung durch die Teilnehmer.**
→ Ggf. Ergänzung durch den Therapeuten, Klärung von Fragen, Besprechen der Hausaufgaben

▶ **Symptome der Depression in Bezug setzen zu sozialer Isolation, Einsamkeit, Rückzug oder Unausgefülltheit.**
Die **Bedeutung** und **Funktionen** von sozialen Beziehungen und gemeinsamen Aktivitäten und Unternehmungen mit den Teilnehmern am Flip-Chart herausarbeiten, z. B.:
• Unterstützung bei Belastungen,
• biologisch bedingtes Grundbedürfnis nach Bindungen und Interaktionen mit anderen,
• vorbeugender Schutz vor dem Auftreten einer depressiven Episode,

- Rückmeldung über den interpersonellen Umgangsstil und dadurch Möglichkeit zur Verbesserung von zwischenmenschlichen Verhaltensweisen,
- gemeinsame erfreuliche Aktivitäten unternehmen,
- Stimmung verbessern etc.

> ❭ **Bedeutung und Funktionen von Beziehungen**
> „Wozu brauchen wir überhaupt Beziehungen? Welche Funktionen kann ein soziales Netzwerk erfüllen? In welchem Zusammenhang stehen vertrauensvolle Beziehungen und depressive Verstimmungen? Gibt es auch negative Aspekte bei Beziehungen? Welche Erfahrungen haben Sie gemacht?"❬

## Übung „Soziales Netz"

Jeder Teilnehmer soll aufzeichnen (z. B. als Netzwerk), welche Bezugspersonen er zu seinem sozialen Netz zählt. In dem aufgezeichneten Netzwerk sollen **Beziehungs-intensität** (wie häufig finden Kontakte statt?) und **Beziehungsqualität** (in welchem Ausmaß besteht eine Vertrauensbeziehung?) beurteilt werden. Wie zufrieden sind die einzelnen Teilnehmer mit ihren jeweiligen Beziehungen? Quantität und Qualität bzw. Zufriedenheit z. B. unter Verwendung einer einfachen Schulnoten-Skala von 1–6 einschätzen lassen. Positive und negative Aspekte berücksichtigen! Beispiele sammeln!

**Weitere Aspekte**, die dabei thematisiert werden können: Wie tragfähig und hilfreich war das soziale Netz in der Vergangenheit, insbesondere auch im Zusammenhang mit der depressiven Störung? Warum wurde das bestehende Netz bisher nicht erweitert oder vertieft? Worin bestanden die Barrieren (Einstellungen, z. B. „Ich bin für andere uninteressant"; Gefühle, z. B. Ängste; Verhalten, z. B. Fertigkeitendefizit).

Häufig fällt auf, dass depressive Patienten ein deutlich **eingeschränktes Unterstützungssystem** pflegen, das beispielsweise nur auf Familienmitglieder beschränkt ist. Insbesondere auf die Teilnehmer fokussieren, deren Problembereich „Isolation/Einsamkeit" ist. (Anm.: Jeder Teilnehmer sollte seinen interpersonellen Problembereich/Fokus laut Behandlungsvertrag kennen und benennen können.)

> ❭ **Beziehungsanalyse**
> „Bitte zeichnen Sie sich auf einem Blatt selbst als Kreis in die Mitte, und ordnen Sie dann Ihre Bezugspersonen entsprechend nah oder fern um diesen Kreis (also zu Ihnen) an. Sie können die Kreise für die Bezugspersonen kleiner oder größer zeichnen je nach Bedeutung bzw. Nähe, welche die jeweilige Beziehung für Sie hat. Wie häufig finden Kontakte mit der jeweiligen Person statt? Wie vertrauensvoll erleben Sie die Beziehung? Wie zufrieden sind Sie mit der Qualität der Beziehung? Kennzeichnen Sie Häufigkeit und Qualität der Beziehung mit einer Schulnote von 1–6."❬

Anschließend werden **Veränderungswünsche** einzelner Teilnehmer aufgegriffen.

❭ Veränderungswünsche

„Wer möchte sein soziales Netz erweitern oder vorhandene Beziehungen intensivieren?

Wie kann man dabei vorgehen? Wie kann man Kontakte herstellen und aufrecht erhalten?"❰

▶ **Handouts austeilen.**

→ Die Gruppenmitglieder erhalten die Handouts 🖹 **18: Problembereich „Rückzug/ Isolation"** und 🖹 **19: Interpersonelle Grundfertigkeiten**

Bevor auf konkrete **Strategien zum Anknüpfen von Kontakten** (in den weiteren Sitzungen dieses Moduls) eingegangen wird, soll in dieser Sitzung zunächst auf die Merkmale und Auswirkungen eines **depressiven Kommunikationsstils** eingegangen werden. Dabei wird betont, dass ein niedergeschlagenes Gefühl oder auch ein depressiver Zustand das Verhalten nicht notwendigerweise 1:1 bestimmen muss, sondern dass es **Verhaltensspielräume** gibt. Vor allem bei chronischen Depressionen und Dysthymien ist es wichtig, den Teufelskreis zwischen „niedergestimmt sein und sich dementsprechend negativ bzw. unbelohnend zu verhalten" und dem „Rückzug anderer Personen" zu durchbrechen. Die Verhaltensebene ist dabei (im Gegensatz zur Gefühlsebene) am ehesten zugänglich. Man muss sich also nicht unbedingt so depressiv verhalten wie man sich fühlt und damit für andere einen potenziell negativen Stimulus darstellen, sondern hat gewisse Möglichkeiten, das eigene Verhalten zu steuern (z. B. „dem Gefühl entgegengesetzt handeln"). Diese Verhaltensspielräume sind natürlich umso enger, je stärker die Depression ausgeprägt ist.

Auf jeden Fall sollte der Gruppenleiter an dieser Stelle darauf achten, dass die Teilnehmer diese Übungen nicht im Sinne eines Vorwurfs („Nun reißen Sie sich mal zusammen" oder „Schauspielern Sie einfach, machen Sie anderen ruhig was vor") verstehen, sondern als eine Intervention, die ihnen mehr Kontrolle über soziale Interaktionen und die Möglichkeit, selbst mehr positive Verstärkung zu erhalten, geben soll.

## Übungen zu „Nicht-depressive versus depressive Kommunikation"

### Einführungsübung

Die Teilnehmer gehen im Raum umher ohne eine bestimmte Richtung zu verfolgen. Der Therapeut gibt die Instruktion.

❭ Instruktion (depressive Kommunikation)

„Wir gehen im Raum umher, jeder achtet nur auf sich selbst. Sie schauen vor sich auf den Boden, nehmen mit niemandem Kontakt auf, die Aufmerksamkeit ist nach innen gerichtet."❰

Nach wenigen Minuten wird die Instruktion **verändert.**

❱Instruktion (nicht-depressive Kommunikation)
„Jetzt atmen Sie tief durch, richten sich auf, ziehen die Schultern zurück, gehen weiter und suchen Blickkontakt mit den Anderen. Lächeln
Sie die anderen Personen an, und grüßen Sie sie. Wenn Sie möchten,
können Sie dazu die Hand geben."❰

Üblicherweise kommt beim zweiten Teil eine lockere Atmosphäre oftmals verbunden
mit Lachen auf. Der Therapeut fragt die Teilnehmer, wie sich beide Erfahrungen
vom interpersonellen Gesichtspunkt aus angefühlt haben, d.h. wie sie sich selbst,
aber auch wie sie die Anderen erlebt haben. Normalerweise fühlen sich die Teilnehmer im ersten Teil isoliert und eher bedrückt, im zweiten Teil heiterer und gelöst.
Die Erfahrung soll auf den Alltag übertragen werden. Es soll die Notwendigkeit
abgeleitet werden, mit anderen **aktiv Kontakt aufzunehmen** und die dafür geeignete
**Haltung** einzunehmen.

## Vertiefungsübung

❱Standardszenario (depressive/nicht-depressive Kommunikation)
„Sie kommen zum Arzt und treffen dort einen alten Schulkameraden,
den Sie seit ewigen Zeiten nicht mehr gesehen haben. Wir spielen diese Szene einmal bewusst mit depressivem Kommunikationsstil durch,
und dann ohne die depressiven Kommunikationsmerkmale, die wir
am Flip-Chart aufgelistet haben. Wer möchte das versuchen? Die restlichen Teilnehmer beobachten bitte ganz genau, welche Kommunikationsmerkmale (also was gesagt wird, wie es gesagt wird, Blickkontakt
usw.) gezeigt werden."❰

Der Ablauf ist wie folgt:
- Die Teilnehmer sollen depressive Kommunikationsmerkmale sammeln, z. B.: stellt
  keinen Blickkontakt her, spricht mit leiser, monotoner Stimme, hört nicht aufmerksam zu, zeigt kein Interesse, schweigt/stellt keine Fragen, antwortet einsilbig,
  verschlossen/gibt nichts von sich preis, ernst/lächelt nicht, sagt dem Anderen
  nichts Nettes etc.
- Das oben beschriebene Szenario wird von zwei Teilnehmern durchgespielt.
- Nach dem ersten (depressiven) Durchgang wird von den beobachtenden Teilnehmern am Flip-Chart zusammengetragen, was sie beobachtet haben. Beide Rollen-
  spieler geben Rückmeldung, wie der jeweils andere während der Szene auf ihn
  gewirkt hat und wie sie sich dabei gefühlt haben (Auswirkungen ebenfalls am
  Flip-Chart notieren).
- Daraufhin wird das nicht-depressive Szenario vorbereitet, ggf. werden nicht-depressive Kommunikationsmerkmale zur Erinnerung (als „Drehbuch-Vorlage") an
  das Flip-Chart geschrieben: Augenkontakt herstellen, lächeln, ggf. Hand schütteln,
  sich nach dem Befinden des Anderen erkundigen, aufmerksam zuhören, etwas
  Freundliches sagen u. ä.

- Es wird das gleiche Rollenspiel, diesmal mit nicht-depressivem Kommunikationsstil durchgeführt.
- Abschließend wird zusammengetragen, welche Auswirkungen eine depressive im Gegensatz zu einer nicht-depressiven Kommunikation auf einen selbst und andere Personen hat und welcher Zusammenhang zu Depressionen bestehen könnte.

> **〉Auswirkungen depressiver Kommunikation**
> „Wir haben also heute eindrucksvoll gelernt, dass depressive Kommunikation negative Auswirkungen auf das Gegenüber hat, ja regelrecht ansteckend sein kann. Dadurch wird beim Betroffenen die depressive Wahrnehmung bestätigt, dass andere Menschen ihn ablehnen. Dies führt in der Regel zu weiterem Rückzug und zur Verstärkung der depressiven Stimmung. Eine Abwärtsspirale wird losgetreten, die eine Eigendynamik annehmen kann. Dieser Abwärtstrend kann vom Betroffenen aber unterbrochen werden. Dies geschieht, indem wir bewusst versuchen, Verhaltenselemente einzuflechten, die vom anderen als belohnend erlebt werden."〈

## Hausaufgaben
→ Bewusst nicht-depressive Kommunikation bei einer anderen Person einsetzen
→ 🗐 **18: Problembereich „Rückzug/Isolation"** und 🗐 **19: Interpersonelle Grundfertigkeiten** durcharbeiten

# Sitzung 2

## Lernziele
→ Soziale Fertigkeiten für ein selbstsicheres und dabei freundlich-offenes Verhalten lernen
→ Sich abgrenzen können
→ Um Hilfe bitten können

## Schriftmaterial
→ 🗐 **20: „Nein" sagen und um Hilfe bitten**

▶ **Zusammenfassung der letzten Sitzung durch die Teilnehmer.**
→ Ggf. Ergänzung durch den Therapeuten, Klärung von Fragen, Besprechen der Hausaufgaben

▶ **Fortsetzung und Vertiefung der letzten Sitzung.**
Welche sozialen Fertigkeiten werden benötigt, um Beziehungen zu knüpfen, zu vertiefen oder um vom Anderen das zu bekommen, was ich mir wünsche?

Dazu werden zunächst die **zwei Säulen sozialer Kontakte** vorgestellt:
- selbstsicheres, authentisches Verhalten,
- Verständnis für das Gegenüber (Sympathie gewinnen).

### ❯ Grundfertigkeiten der Kommunikation

„Menschen tun gerne Dinge, die mit positiven Auswirkungen für sie verknüpft sind. Um Beziehungen aufzunehmen und zu erhalten müssen wir uns daher so verhalten, dass der Kontakt für den Anderen belohnend ist. Beispiele für belohnende Verhaltensweisen auf nonverbaler und verbaler Ebene sind:
- nonverbal:
  - lächeln
  - mit dem Kopf nicken
  - Augenkontakt herstellen
  - sich dem Anderen zuwenden
- verbal:
  - anerkennen
  - bestätigen
  - loben
  - unterstützen
  - Interesse an den Gedanken und am Befinden anderer Menschen zeigen
  - eine Atmosphäre von Wärme und Verstehen schaffen

Wenn wir uns so verhalten, erhöhen wir unsere interpersonelle Attraktivität. Dies verbessert wiederum unser Selbstbewusstsein und verschafft uns positive Gefühle (vgl. Übung in der letzten Sitzung). Daneben ist es wichtig, sich selbstbewusst zu verhalten, d. h. die eigenen Interessen angemessen zu vertreten. Dies fördert das Gefühl, Kontrolle über das eigene Leben zu haben, und trägt dazu bei, dass wir unsere Ziele besser erreichen können. Darüber hinaus können Konflikte auf diese Weise frühzeitig geklärt oder sogar vermieden werden, was ebenfalls antidepressiv wirkt." ❰

### ▶ Gruppendiskussion.

Es wird in der Gruppe diskutiert, welche **Komponenten** ein selbstbewusstes Verhalten hat (um etwas bitten, etwas ablehnen, positive und negative Gefühle ausdrücken, Unterhaltungen beginnen, fortsetzen und beenden) und warum es manchmal schwer ist, sich selbstbewusst zu verhalten (z. B. Einstellungen, Gefühle).

### ❯ Empathisch selbstbewusstes Verhalten

„Wenn es uns wichtig ist, vom Gegenüber gemocht und positiv bewertet zu werden, was sich in der Regel günstig auf die eigene Stimmung auswirkt, sollten wir unsere Wünsche und Bedürfnisse so äußern, dass es für den Anderen akzeptabel ist. Dies geschieht, indem wir die andere Person in unsere Äußerungen mit einbeziehen, d.h. Verständnis für ihre Wünsche/Situation/Empfindungen ausdrücken oder ein persönliches Bedauern oder Lob einflechten."❨

Die Anwendung der zwei Säulen sozialer Kontakte bzw. empathisch selbstbewussten Verhaltens wird an einem Beispiel aus dem Teilnehmerkreis („Was wünschen Sie sich von einer anderen Person? Wie können Sie es erreichen?") unter Anwendung der Handouts 🗎 **18**, 🗎 **19** und 🗎 **20** durchgespielt, wobei jeder Teilnehmer im Kreis eine Stufe übernimmt.

> ❩ **Um Hilfe bitten**
> „Sie möchten eine Kollegin bitten, Ihnen zu erklären, was in der letzten Konferenz abgehandelt wurde. Sie konnten nicht an der Veranstaltung teilnehmen, da Sie erkrankt waren."❨

> ❩ **„Nein" sagen**
> „Ein Bekannter bittet Sie um Mithilfe bei seinem Umzug am nächsten Samstag. Sie haben jedoch bereits schon etwas geplant."❨

## Hausaufgaben
→ Bis zur nächsten Sitzung jemanden „um Hilfe bitten" und „Nein" sagen (mindestens einmal)

# Sitzung 3

## Lernziele
→ Kommunikationsebenen kennenlernen
→ Beziehungsbarrieren erkennen

## Schriftmaterial
→ 🗎 20: „Nein" sagen und um Hilfe bitten

▶ **Zusammenfassung der letzten Sitzung durch die Teilnehmer.**
→ Ggf. Ergänzung durch den Therapeuten, Klärung von Fragen, Besprechen der Hausaufgaben

▶ **Kommunikationsverhalten analysieren.**
Zunächst wird das Kommunikationsverhalten näher betrachtet: Wie und auf welcher Ebene kann miteinander kommuniziert werden? (🗎 **18: Problembereich „Rückzug/ Isolation"**, 🗎 **19: Interpersonelle Grundfertigkeiten**).

Hier sollten psychoedukative Elemente von Seiten des Therapeuten bzgl. der verschiedenen **Kommunikationsebenen** einfließen:

- „Small talk", Austausch von unverbindlichen Inhalten (z. B. auf einer Party über das Wetter sprechen),
- Informationsaustausch (z. B. mit dem Partner über die Tagesplanung oder organisatorische Punkte sprechen),
- intellektueller Austausch (z. B. über den Klimawandel oder politische Themen diskutieren),
- gemeinsames Problemlösen bzw. Problemgespräch (z. B. mit Familienmitgliedern besprechen, dass der Haushalt ordentlicher sein sollte, aber sich niemand dafür Zeit nehmen will),
- Austausch über Bedürfnisse und Wünsche innerhalb der Beziehung, Gefühle benennen (z. B. mit dem Lebenspartner darüber sprechen, dass man sich vernachlässigt fühlt).

## Übung „Ebene bzw. Fertigkeiten"

Die einzelnen Ebenen sowie die Sprecher- und Zuhörerfertigkeiten ( 18: **Problembereich „Rückzug/Isolation"**) werden vom Gruppenleiter und Ko-Therapeut an Beispielen in kurzen Rollenspielen demonstriert. Die Teilnehmer sollen erkennen, welche Ebene bzw. welche Fertigkeit dargestellt wurde.

## Übung in der Zweiergruppe

In Zweiergruppen mit Hilfe von Beispielen die einzelnen Ebenen unter Einsatz der Sprecher- und Zuhörerfertigkeiten durchspielen ( 18: **Problembereich „Rückzug/Isolation"**). Weitere Anregungen für Gruppenleiter und Teilnehmer können aus entsprechender Literatur (z. B. Mackay 1999; Carnegie 1986) entnommen werden.

> ❭Rolle der Selbstöffnung
> „Wenn wir eine Beziehung stärken und vertiefen möchten, ist es wichtig, den Mut aufzubringen und über sich und seine Probleme/Schwächen zu sprechen. Dies wird das Gegenüber ermutigen, ebenfalls von sich zu sprechen, wodurch das Band der Freundschaft gestärkt wird und positive emotionale Erfahrungen gemacht werden können."❬

▶ **Gruppendiskussion.**
→ Welche Erfahrungen haben die Teilnehmer mit Selbstöffnung gemacht?

▶ **Beziehungsbarrieren erkennen.**
Dazu werden vergangene Beziehungen hinsichtlich positiver und negativer Aspekte besprochen und sich wiederholende problematische Beziehungsmuster benannt (z. B. sich zurückziehen, wenn vom Anderen Nähe gewünscht wird). Welche Barrieren/Befürchtungen werden bzw. wurden in Beziehungen erlebt? Woran scheitern Beziehungen?

Typische Schwierigkeiten in Beziehungen werden an einem Beispiel herausgearbeitet, indem **Barrieren und Befürchtungen** exploriert werden, z. B.:

- Gefühle (z. B. Angst),
- Gedanken (z. B. „Das hat doch keinen Sinn" oder „Ich werde bestimmt abgelehnt"),
- Einstellungen (z. B. „Ich brauche niemanden"),
- Verhalten (z. B. mangelnde Fertigkeiten bzgl. „Wie spreche ich jemanden an"? „Wie zeige ich Interesse am Anderen"?),
- Umstände (z. B. mangelnde Kontaktmöglichkeiten oder Mobilität).

## Hausaufgaben

→ Bewusstes Verändern der Kommunikationsebene im Gespräch mit einer anderen Person (z. B. Mitpatient, Pflegeperson)

→ Etwas positiv verändern, was günstigem Beziehungsverhalten entgegensteht (z. B. Angst überwinden)

→ Sich mit Bindungsstilen bis zur nächsten Sitzung befassen (▤ **21: Informationen zu Bindungsstilen**)

## Sitzung 4

### Lernziele

→ Eigenen Bindungsstil identifizieren

→ Klären, was man an seinem eigenen Bindungsverhalten ändern möchte

### Schriftmaterial

→ ▤ **21: Informationen zu Bindungsstilen**

▶ **Zusammenfassung der letzten Sitzung durch die Teilnehmer.**

→ Ggf. Ergänzung durch den Therapeuten, Klärung von Fragen, Besprechen der Hausaufgaben

▶ **Unterschiede zwischen Kontakten, Beziehungen und Bindungen diskutieren.**

→ Was unterscheidet **Kontakte** von Beziehungen und Bindungen?

→ Welche **Bindungsmuster und Bindungsstile** kennen die Patienten aus ihrer eigenen Entwicklungsgeschichte bzw. ihren Lernerfahrungen?

→ Zu welcher der unten beschriebenen Kategorien tendieren die einzelnen Teilnehmer, und welche Auswirkungen hat dies für sie und andere? (ggf. dazu einen Fragebogen ausfüllen lassen, z. B. Relationship Scales Questionnaire von Griffin u. Bartholomev 1994, dt. Version: Beziehungsfragebogen von Mestel 1994; im Internet: www.bonding-psychotherapie.de).

Zur Einstimmung auf das Thema wird eine Übung zum Nähe- und Distanzerleben durchgeführt.

## Übungen zum „Empfinden der persönlichen Distanz/Nähe" und zum „Grenzensetzen"

Der Ablauf ist wie folgt:
- Es stehen sich jeweils zwei Gruppenteilnehmer gegenüber.
- In der ersten Bedingung läuft ein Teilnehmer auf seinen Partner zu und geht so weit auf diesen zu, wie es für ihn selber angenehm ist.
- In der zweiten Bedingung versucht er beim Zulaufen zu spüren, wie weit es für den Partner angenehm ist.
- In der dritten Bedingung soll der Partner, der stehen bleibt, dem anderen durch ein klares „Stopp!"-Signal vermitteln, ab wann die Nähe für ihn unangenehm wird.

> **❭Bedürfnis nach Nähe und Distanz**
>
> „Wir haben uns in den letzten beiden Sitzungen damit befasst, wie man Kontakte herstellen kann und wie man diese vertiefen, aufrechterhalten und eine tragfähige Beziehung daraus entwickeln kann. Heute gehen wir noch einen Schritt weiter und schauen uns an, was zu einer engen Bindung gehört. Dazu ist es wichtig, sein eigenes Bedürfnis nach Nähe einerseits und Eigenständigkeit andererseits auszubalancieren und gleichzeitig mit den Bedürfnissen der anderen Person in Einklang zu bringen. Mit der folgenden Übung wollen wir erst einmal versuchen, das individuelle Gefühl für Nähe und Distanz zu einer anderen Person zu erforschen, z. B.: Ab welchem Abstand ist mir die körperliche Nähe einer anderen Person unangenehm?"❬

## Übung „Analyse des eigenen Bindungsstils"

Diese Übung dient der **Analyse des eigenen Bindungsstils**. Dabei wird auf die Lektüre von 🗐 **21: Informationen zu Bindungsstilen** zurückgegriffen. Was würden die Teilnehmer gerne konkret an ihrem Bindungsverhalten ändern? Im Sinne einer Bindungsstil-Analyse kann dies folgendermaßen aussehen:
- „Mein vorherrschender Bindungsstil ist …"
- „Das führt dazu, dass ich mich so und so verhalte …"
- „Das führt meist zu den und den Reaktionen …"
- „Meist fühle ich mich dabei …"
- „Ich sollte daher …"

Ergänzende oder neue **Verhaltensmöglichkeiten** sollten besprochen und im Rollenspiel einzelne Varianten (unter Einsatz der in Handout 🗐 **20** beschriebenen Fertigkeiten) ausprobiert werden.

## Bindungsstile

▶ **Beziehungsstile und ihre Auswirkungen werden diskutiert.**

→ Welchen Beziehungsstil haben wir in unserer Entwicklung gelernt? Was bedeutet das für unsere Art, mit Beziehungen umzugehen?

→ An dieser Stelle wird erklärt, was man unter Bindung und Bindungsstilen versteht (📄 **21: Informationen zu Bindungsstilen**). Diese Informationen sollten sich die Teilnehmer möglichst bereits vor der Sitzung durchgelesen haben.

→ Einzelne Inhalte dieses Moduls ggf. nachholen oder je nach Bedarf der Teilnehmer noch einmal wiederholen oder vertiefen.

## Hausaufgaben

→ Eigenes Kommunikations- und Bindungsverhalten beobachten und Notizen dazu machen (z. B. mit dem Partner oder mit Mitpatienten auf der Station)

→ Auf einen anderen Menschen zugehen, Kontakt aufnehmen, Planung einer gemeinsamen Aktivität

→ Ggf. Nacharbeiten der Arbeitsblätter

# Modul III: Zwischenmenschliche Konflikte bearbeiten

## Umfang

→ 4 Sitzungen

## Ziele

→ Konflikt identifizieren

→ Handlungsplan zum Lösen von Konflikten entwickeln

→ Erwartungen, Ziele und/oder Kommunikation verändern, um zu einer befriedigenden Lösung zu gelangen

## Methoden

**Wichtig:** In diesem Modul werden Teilnehmer, deren Problembereich laut Behandlungsvertrag „zwischenmenschliche Konflikte" ist, gebeten, Beispiele einzubringen und über ihre Erfahrungen zu berichten. Falls sich kein Beispiel findet, gibt der Gruppenleiter ein Standardbeispiel vor. Der Gruppenleiter sollte die drei im Manual (Schramm 2010) beschriebenen **Konfliktstadien** (Verhandlung, Sackgasse, Auflösung; S. 140) kennen und sie bei den einzelnen Rollenspielen entsprechend berücksichtigen. Es wird darauf geachtet, die Teilnehmer als „Ressource" zu nutzen, d. h. Lösungsvorschläge etc. sollten von den Teilnehmern erarbeitet und zusammengetragen (und nicht vom Gruppenleiter vorgegeben) werden. In der letzten Sitzung dieses Moduls wurde Raum gelassen, um Themen aufzuarbeiten, die bisher aus Zeitgründen noch nicht besprochen werden konnten oder um (je nach Bedarf der Teilnehmer) bestimmte Themen zu wiederholen oder zu vertiefen.

Der Therapeut kann sich mit Hilfe der Kapitel 9 (Interpersonelle Konflikte und Auseinandersetzungen) und 19 (Einbeziehen von Bezugspersonen) im Manual (Schramm 2010) auf dieses Modul vorbereiten.

# Sitzung 1

## Lernziele
→ Einen Konflikt in seinen verschiedenen Dimensionen verstehen
→ Den Zusammenhang zwischen Konflikten und Depression erkennen

## Schriftmaterial
→ 🖹 18: Problembereich „Rückzug/Isolation"
→ 🖹 19: Interpersonelle Grundfertigkeiten
→ 🖹 20: „Nein" sagen und um Hilfe bitten
→ 🖹 22: Informationen zu zwischenmenschlichen Konflikten

▶ **Zusammenfassung der letzten Sitzung durch die Teilnehmer.**
→ Ggf. Ergänzung durch den Therapeuten, Klärung von Fragen, Besprechen der Hausaufgaben

▶ **Beginn der Symptomentwicklung in Bezug setzen zu offenen oder verdeckten Konflikten mit anderen Personen (am Beispiel der Teilnehmer).**
→ Was ist ein Konflikt bzw. wann entstehen Konflikte?
→ Welcher Zusammenhang besteht zwischen Konflikten und Depressionen?

> ❭**Zusammenhang zwischen Konflikten und Depressionen**
> „Konflikte entstehen, wenn verschiedene Personen unterschiedliche Erwartungen haben. Konflikte tragen zu Depressionen bei, wenn sie häufig auftreten, eine lange Zeit andauern und nicht aufgelöst werden können. Dies ist vor allem dann der Fall, wenn die Kommunikation über den Konflikt unbefriedigend oder gestört ist oder wenn Auseinandersetzungen und Konflikte ignoriert, verleugnet oder vermieden werden. Ich möchte Ihnen ein Beispiel für einen Konflikt geben: Zwei Arbeitskolleginnen können sich nicht darauf einigen, ob das Fenster am gemeinsamen Arbeitsplatz offen oder geschlossen bleibt. Wer hat ein weiteres Beispiele für einen Konflikt z.B. mit den Nachbarn, Verwandten, dem Partner?"❭

Ein individuelles Beispiel eines Patienten aufgreifen und herausarbeiten, was die **unterschiedlichen Erwartungen** der beiden Parteien aneinander sind. Welche unterschiedlichen Bedürfnisse, Wertvorstellungen oder Wünsche spielen eine Rolle?

▶ **Stadium des Konfliktes bestimmen.**
Die drei Konfliktstadien „**Verhandlungsstadium, Sackgasse, Auflösung/Zerrüttung**"
am Flip-Chart anschreiben. Anhand des individuellen Beispiels wird das Stadium
des Konfliktes bestimmt (vgl. Manual: Kap. 9.2).

Ein weiteres Standardbeispiel, an dem die Teilnehmer das Stadium des Konfliktes
benennen sollen, wird nachfolgend beschrieben.

> ❱ **Konfliktstadium benennen**
> „Eine Patientin berichtet von dem Konflikt, den sie mit ihrem Ehe-
> mann verstärkt seit ihrem 39. Geburtstag austrägt. Er hat bereits drei
> erwachsene Kinder aus erster Ehe und möchte keinen weiteren Nach-
> wuchs mehr, während sie sich ein Kind von ihm wünscht. Sie hat
> Angst, dass ihre „biologische Uhr" abläuft. Beide Partner haben sich
> bisher noch nicht über ihre Gedanken und Gefühle, die mit dem Kon-
> flikt verbunden sind, ausgetauscht. Sie vermeiden das Thema seit
> längerer Zeit, nachdem es einige Male zu heftigen Auseinanderset-
> zungen darüber kam.
> In welchem Konfliktstadium befindet sich das Paar?" ❱

▶ **Gemeinsam Verständnis entwickeln, wie widersprüchliche Rollenerwartungen zum
Konflikt beigetragen haben** (vgl. Manual: Kap. 9).
Individuelles Beispiel (oder Standardbeispiel) weiterführen:
- Worum geht es in dem Konflikt (z. B. Wunsch nach Nähe vs. Wunsch nach Un-
  abhängigkeit)? Was ist das Streitthema (z. B. Finanzen)?
- Worin bestehen Unterschiede in Erwartungen und Wertvorstellungen (z. B. „Fa-
  milie" als höchsten Wert vs. „Luxus" als hohen Wert)?
- Welchen Stellenwert besitzt der Konflikt und wie viel Zeit verbringen die Kon-
  fliktparteien in der Konfliktzone?
- Was hält den Konflikt aufrecht (z. B. Angst oder andere Gefühle, entmutigende
  Einstellungen, ungünstige Kommunikationsgewohnheiten, unvereinbare Erwar-
  tungen)?
- Welche Veränderungsmöglichkeiten bestehen (Veränderung von Erwartungen,
  Verhaltensweisen, Kommunikationsgewohnheiten und/oder Entwicklung einer
  akzeptierenden, verträglicheren Einstellung)?
- Wie kann bei diesem Konflikt klar, offen und direkt kommuniziert werden?
- Wie können Erwartungen, Gefühle, Bedürfnisse und Wünsche geäußert werden?
- Anhand der Handouts 🗐 **18**, 🗐 **19** und 🗐 **20** werden Rollenspiele durchgeführt.

## Hausaufgaben
→ Einen eigenen Konflikt bzgl. Stadium und Rollenerwartungen analysieren, sich
  Lösungsvorschläge überlegen unter Einbeziehung der interpersonellen Fertig-
  keiten aus Modul II

→ 🖹 18: Problembereich „Rückzug/Isolation", 🖹 19: Interpersonelle Grundfertig-keiten, 🖹 20: „Nein" sagen und um Hilfe bitten, 🖹 21: Informationen zu Bindungs-stilen und 🖹 22: Informationen zu zwischenmenschlichen Konflikten nachlesen

→ Mit einer anderen Person unterschiedliche Erwartungen in einem weniger schwerwiegenden Konflikt ansprechen

# Sitzung 2

## Lernziele

→ In einem Konflikt verhandeln und dabei angemessene Kommunikationsstrategien verwenden

→ Eigene Reaktionsmuster in Konflikten erkennen

→ Möglichkeiten erkennen, Bedürfnisse außerhalb der Konfliktbeziehung zu erfüllen

## Schriftmaterial

→ 🖹 18: Problembereich „Rückzug/Isolation"

→ 🖹 19: Interpersonelle Grundfertigkeiten

→ 🖹 20: „Nein" sagen und um Hilfe bitten

▶ **Zusammenfassung der letzten Sitzung durch die Teilnehmer.**

→ Ggf. Ergänzung durch den Therapeuten, Klärung von Fragen, Besprechen der Hausaufgaben

▶ **Einübung angemesser Kommunikationsstrategien.**

In Anknüpfung an die Beispiele der letzten Sitzung oder anhand weiterer individu-eller Beispiele der Teilnehmer wird im Rollenspiel eine erfolgreiche Verhandlung des Konfliktes unter Einsatz **angemessener Kommunikationsstrategien** geübt (Hand-outs 🖹 18, 🖹 19 und 🖹 20 verwenden). Erinnern Sie die Teilnehmer daran, dass erfolgreich verhandeln nicht heißt, dass einer über den anderen „siegt", sondern dass beide Parteien einen Gewinn aus dem Verhandlungsergebnis ziehen. Dies kann durch Benutzung der „Wir"-Sprache (anstelle der „Ich"-Sprache) unterstützt werden.

Weitere Standardbeispiele zum Üben (falls die Teilnehmer keine eigenen Beispiele finden oder besprechen möchten, was allerdings angestrebt werden sollte) werden nachfolgend beschrieben.

> ❱ **Beispiel für einen Konflikt**
> „Eine Patientin schildert einen Konflikt mit ihrer Tochter, die gerade ihr erstes Baby bekommen hat. Die Tochter möchte möglichst schnell wieder ganztags in ihren Beruf zurückkehren und ihr Kind in die Obhut der Mutter geben. Die Patientin hat sich ihre Rentenzeit jedoch anders vorgestellt und ist lediglich bereit, das Enkelkind halbtags zu betreuen. Wie können die beiden verhandeln?" ❰

❭ **Beispiel für einen Konflikt**
„Sie möchten gerne am Wochenende mit Ihrem Partner tanzen gehen, er plant jedoch, sich Fußballspiele im Fernsehen anzuschauen. Wie können Sie darüber kommunizieren?"❬

▶ **Sich wiederholende Konfliktmuster diskutieren.**
Anhand individueller Beispiele besprechen:

- Bestehen **Parallelen** bzgl. der Kommunikations- oder Verhaltensmuster zu anderen Beziehungen (z. B. sich nichts anmerken lassen oder misstrauisches Verhalten)?
- Welche unausgesprochenen **Erwartungen** stehen hinter dem Verhalten (z. B. der Andere soll meine Gedanken lesen)?

▶ **Befriedigung von Bedürfnissen außerhalb der Beziehung besprechen.**
→ Welche Bedürfnisse können **außerhalb** der in Frage stehenden Beziehung befriedigt werden (z. B. kulturelle Bedürfnisse)? Welchen Sinn hat es, einzelne Bedürfnisse außerhalb der Beziehung zu erfüllen? Nützt oder schadet es einer Beziehung?
→ Vorschläge am Flip-Chart sammeln (z. B. Tennis spielen mit der Freundin statt mit dem Partner, Kinder alleine besuchen statt mit dem Partner, sich einer Wandergruppe anschließen statt mir der Familie zu wandern etc.)
→ Erfahrungen damit austauschen

## Hausaufgaben

→ Für die eigenen Konflikte gefundene Lösungsstrategien umsetzen (z. B. Erwartung ändern, Kommunikationsstrategien ändern, Aktivitäten außerhalb der Beziehung durchführen etc.)

# Sitzung 3

## Lernziele

→ Gefühle in einem Konflikt erkennen und Strategien zum Umgang damit ausprobieren

## Schriftmaterial

→ 🗎 15: Bewusster Umgang mit Gefühlen
→ 🗎 23: Strategien zur Krisenbewältigung

▶ **Zusammenfassung der letzten Sitzung durch die Teilnehmer.**
→ Ggf. Ergänzung durch den Therapeuten, Klärung von Fragen, Besprechen der Hausaufgaben

▶ **Einführung in das Thema vermitteln.**

Zur Einführung in das Thema kann der Therapeut einen Dialog vorspielen:

- Frage: „Warum werden günstige Strategien zur Lösung eines Konflikts nicht umgesetzt bzw. was hindert uns daran, uns überhaupt gute Lösungsstrategien zu überlegen"?
- Antwort: „Sehr häufig starke Gefühle"!
- Weitere Fragen: „Welche Gefühle spielen bei Auseinandersetzungen und Konflikten üblicherweise eine Rolle"? „Wie kann ich diese Gefühle aushalten bzw. damit umgehen"?

Um den Teilnehmern die Thematik erlebbar zu machen, wird die folgende Übung durchgeführt.

## Übung „Gefühle in Konflikten"

Der Ablauf ist wie folgt:

- **Gefühle,** die bei Konflikten häufig auftreten (z.B. Wut, Traurigkeit, Angst, Hilflosigkeit etc.), werden zusammen mit den Teilnehmern am Flip-Chart gesammelt. Den einzelnen Gefühlen werden z.B. auf einem Farbwürfel Farben (z.B. rot für Wut), bei einem Zahlenwürfel eine Zahl, zugeordnet. Dann sollen die Teilnehmer würfeln. Bei der gewürfelten Farbe soll der jeweilige Teilnehmer eine **Erfahrung schildern** (z.B. wenn rot gewürfelt wurde, soll eine Erfahrung mit Wut im Rahmen einer Auseinandersetzung geschildert werden), oder die Teilnehmer sollen das jeweilige Gefühl ohne Worte nur mit **Mimik, Gestik, Körpersprache, einem Bild oder Symbol** ausdrücken. Dem Gefühl kann auch ein Name gegeben werden.
- Der Gruppenleiter sammelt anhand eines Beispiels mögliche **Umgangsformen mit Gefühlen** und ergänzt nicht genannte Punkte. Anschließend werden die gesammelten Vorschläge den Kategorien „interpersonelle Ebene", „kognitive Ebene", „Verhaltensebene" und „Akzeptanzebene" zugeordnet.

> **❱ Gefühle in Konflikten**
> „Bei einem Paar, das sich schon seit der frühen Jugend kennt und seit vier Jahren zusammenlebt, möchte sie für mindestens ein Jahr ins Ausland. Sie möchte sich außerdem nicht festlegen, ob sie nach dieser Zeit den Aufenthalt dort verlängert."❰

Mögliche **Gefühle** von ihm können sein: Ärger, Angst, Enttäuschung, Überraschung, Erleichterung, Bewunderung.

Möglicher **Umgang** z.B. mit Ärger:

- **Interpersonelle Ebene:**
  - der anderen Person seine eigenen Gefühle mitteilen/nicht mitteilen,
  - dem Gefühl entgegengesetzt handeln (z.B. bei Ärger über die andere Person derselben eine besonders verständnisvolle und freundliche Frage stellen),
  - mit der anderen Person eine Lösung für die unterschiedlichen Interessen finden,
  - sich von jemandem unterstützen lassen, um Rat fragen.

- **Kognitive Ebene:**
  - Einstellung/Sichtweise verändern (z. B. es dem Anderen gönnen),
  - die positiven Seiten an der Situation sehen,
  - den Konflikt als Herausforderung begreifen,
  - an den Folgen orientiertes Denken (z. B. wird eine Lösung des Konfliktes wahrscheinlicher, wenn ich meine Gefühle offenlege?),
  - Akzeptanzstrategien (▤ **16: Stresstoleranz,** ▤ **23: Strategien zur Krisenbewältigung**),
  - Ärger radikal akzeptieren,
  - Ärger loslassen.
- **Verhaltensebene:**
  - sich ablenken,
  - mehr eigene Bereiche entdecken,
  - positive Erfahrungen schaffen (jeder Teilnehmer soll einen Vorschlag machen),
  - sich mit Atemübungen beruhigen,
  - leichtes Lächeln.

▶ **Gruppendiskussion.**
→ Mit den Teilnehmern die Vor- und Nachteile der verschiedenen Strategien diskutieren
→ In welcher Situation ist welche Strategie hilfreich?
→ Dies möglichst an eigenen Beispielen der Teilnehmer besprechen
→ Zu den Akzeptanzstrategien kann bei Bedarf eine Übung zum leichten Lächeln oder eine andere **Achtsamkeitsübung** durchgeführt werden (z. B. achtsam ein Stückchen Orange beschreiben; ▤ **16: Stresstoleranz**)

## Hausaufgaben
→ Bei einem Konflikt auf die eigenen Gefühle achten
→ Mindestens eine der besprochenen Strategien anwenden

# Sitzung 4

## Lernziele
→ Problemlösende Strategien für einen Konflikt finden

## Schriftmaterial
→ ▤ **24: Probleme lösen**

▶ **Zusammenfassung der letzten Sitzung durch die Teilnehmer.**
→ Ggf. Ergänzung durch den Therapeuten, Klärung von Fragen, Besprechen der Hausaufgaben

▶ **Zusammen Lösungen erarbeiten.**
→ Welche konkreten Lösungen lassen sich für die Probleme, die dem Konflikt zugrunde liegen, finden (neben angemessener Kommunikation und veränderten Erwartungen)?
→ Möglichst an einem geeigneten Beispiel eines Teilnehmers mehrere Lösungsmöglichkeiten für einen Konflikt sammeln
→ Handout 🗎 **24: Probleme lösen** wird ausgeteilt und verwendet
→ Jeder Teilnehmer soll einen Lösungsvorschlag machen

> ❱ **Problemlösung**
> „In einer Familie kommt es immer wieder zu Streitereien, weil die Haushaltspflichten sehr ungleich verteilt sind. Während die Mutter ständig ihrem Mann und ihrem Sohn hinterher räumt, beschweren sich die beiden Männer, dass dadurch eine ungemütliche Atmosphäre (wie in einem Museum) entstehen würde. Die Lösung des Problems besteht in diesem Fall darin, dass die Haushaltspflichten aufgelistet werden und ein Plan erstellt wird, wer welche Pflichten übernimmt."❰

→ Einzelne Inhalte dieses Moduls ggf. nachholen oder je nach Bedarf der Teilnehmer wiederholen oder vertiefen

## Weitere Hausaufgaben (Beispiele)
→ Sich gezielt mit bisher vermiedenen Konfliktsituationen auseinandersetzen
→ Mit dem Konfliktpartner die gegenseitigen Erwartungen abklären
→ Eigenes Kommunikationsverhalten während einer Auseinandersetzung beobachten und Notizen machen (z. B. auf Station oder mit dem Partner)
→ In einer Konfliktsituation bewusst auf die Position des Anderen achten und zum Ausdruck bringen, dass man den Anderen verstanden hat
→ Während eines Konflikts auf Gefühle achten (eigene Gefühle und die des Anderen)
→ Strategien zum Umgang mit Gefühlen anwenden
→ Problembewältigende Lösungen anstreben bzw. ausprobieren
→ 🗎 **18: Problembereich „Rückzug/Isolation"**, 🗎 **19: Interpersonelle Grundfertigkeiten**, 🗎 **20: „Nein" sagen und um Hilfe bitten**, 🗎 **21: Informationen zu Bindungsstilen**, 🗎 **22: Informationen zu zwischenmenschlichen Konflikten**, 🗎 **23: Strategien zur Krisenbewältigung** und 🗎 **24: Probleme lösen** nacharbeiten

# Modul IV: Rollenwechsel und Trauer um Verluste

## Umfang
→ 4 Sitzungen

## Ziele
→ Lebensveränderungen befriedigend bewältigen
→ Sich an veränderte Lebensbedingungen und Rollenwechsel erfolgreich anpassen
→ Den Verlust der alten Rolle betrauern und akzeptieren
→ Die neue Rolle positiver sehen
→ Das im Rahmen des Rollenwechsels reduzierte Selbstwertgefühl wiederherstellen

## Methoden
**Wichtig:** In diesem Modul werden Teilnehmer, deren Problembereich laut Behandlungsvertrag „Rollenwechsel" ist, gebeten, Beispiele einzubringen und über ihre Erfahrungen zu berichten. Falls sich kein Beispiel findet, gibt der Gruppenleiter ein Standardbeispiel vor. Es wird darauf geachtet, die Teilnehmer als „Ressource" zu nutzen, d. h. Lösungsvorschläge etc. sollten von den Teilnehmern erarbeitet und zusammengetragen (und nicht vom Gruppenleiter vorgegeben) werden. In der letzten Sitzung dieses Moduls wird Raum gelassen, um Themen aufzuarbeiten, die bisher aus Zeitgründen noch nicht besprochen werden konnten oder um (je nach Bedarf der Teilnehmer) bestimmte Themen zu wiederholen oder zu vertiefen. Der Therapeut kann sich mit Hilfe des Manuals (Schramm 2010) und hier mit den Kapiteln 8 (Trauer) und 10 (Rollenwechsel und Rollenübergänge) auf dieses Modul vorbereiten.

# Sitzung 1

## Lernziele
→ Bei Lebensveränderungen und Rollenwechsel negative und positive Aspekte in Relation setzen
→ Verluste betrauern
→ Möglichkeiten und Chancen der neuen Rolle erkennen

## Schriftmaterial
→ 🗎 25: Informationen zu Rollenwechsel

▶ **Zusammenfassung der letzten Sitzung durch die Teilnehmer.**
→ Ggf. Ergänzung durch den Therapeuten, Klärung von Fragen, Besprechen der Hausaufgaben

▶ **Soziale Rollen diskutieren.**

→ Was ist eine soziale Rolle?

→ Welche Erwartungen sind an eine Rolle geknüpft?

→ Welche Rollen haben die einzelnen Teilnehmer in ihrem Leben (z. B. Mutter, Ehefrau, Arbeitnehmer etc.)?

▶ **Edukation über die Bedeutung von Rollen (bzgl. Selbstidentität und -konzept, Status, Selbstwertgefühl, emotionale Stabilität) und Rollenwechseln.**

❭ **Rollenwechsel**
„Unter Rollenwechsel versteht man eine Veränderung der sozialen Position im Rahmen eines biologischen Wandels (z. B. Schwangerschaft, Krankheit) oder einer sozialen Umstellung (z. B. Heirat, Arbeitslosigkeit)."❨

→ Ein oder mehrere individuelle Beispiele für einen Rollenwechsel bei einem der Teilnehmer aufgreifen

→ Jeweils die alte und neue Rolle genau definieren und deren Bedeutung für die Person herausarbeiten

❭ **Alte und neue Rollen/Rollenwechsel**
„Ein Beispiel wäre die alte Rolle als Ehefrau und Mutter im Gegensatz zur neuen Rolle als geschiedene Frau und allein erziehende Mutter. Bitte beschreiben Sie die Rollen ausführlich."❨

▶ **Gruppendiskussion.**

→ Was ist ein Rollenwechsel?

→ Welche Rollenwechsel haben die Teilnehmer schon erlebt?

→ Wie wurden diese verarbeitet?

→ An dieser Stelle die Begriffe biologischer Rollenwechsel und sozialer Rollenwechsel (▤ **25: Informationen zu Rollenwechsel**) einführen

→ Beispiele der Teilnehmer für Rollenwechsel am Flip-Chart sammeln

❭ **Alte und neue Rollen/Rollenwechsel**
„Beispiele für einen Rollenwechsel sind Scheidung, Geburt eines Kindes, Auszug aus dem Elternhaus, Umzug, älter werden, Krankheit, Berentung, Arbeitsplatzverlust, Auszug der Kinder."❨

▶ **Den Zusammenhang zwischen Rollenwechsel und Depression besprechen.**

→ Welcher Zusammenhang besteht zwischen Rollenwechsel und Depression?

→ Anhand von Beispielen der Teilnehmer für Rollenwechsel Zusammenhänge zum Auftreten von Depressionen herstellen

Ein Rollenwechsel kann unter folgenden Umständen zur **Depression** beitragen (sammeln):

- Die neue Rolle wurde nicht freiwillig gewählt.
- Die neue Rolle muss unvorbereitet übernommen werden.
- Man ist von der neuen Rolle überfordert.
- Man lehnt die neue Rolle ab und sieht keine Chancen darin.
- Man kann sich von einer alten Rolle nicht lösen und idealisiert sie.
- Die Veränderung wird als Verlust/Bedrohung für das Selbstwert- bzw. Identitätsgefühl erlebt.
- Die neue Rolle ist hinsichtlich vieler Aspekte tatsächlich sehr problematisch (z. B. Inhaftierung, Krankheit).

▶ **Gruppendiskussion.**
→ Was waren die positiven und negativen Aspekte der alten Rolle?
→ Was sind die positiven und die negativen Aspekte der neuen Rolle?

Alternativ (für sehr problematische Rollenwechsel):
- Was habe ich **verloren**?
- Was ist mir **geblieben**?
- Gibt es **Chancen** in der neuen Rolle?

## Übung „Verluste, Bewahrtes und Chancen benennen"

→ In Zweiergruppen oder in der Großgruppe am Flip-Chart an einem individuellen Beispiel schriftlich in drei Spalten notieren, was verloren wurde, was erhalten geblieben ist und worin ggf. die Chancen liegen könnten

## Übung „Rollenaspekte benennen"

→ In Zweiergruppen oder in der Großgruppe am Flip-Chart an einem individuellen Beispiel positive und negative Aspekte der alten und neuen Rolle auflisten und in Balance setzen
→ Fadenkreuz erstellen (▤ **25: Informationen zu Rollenwechsel**)

Die Ziele hierbei sind:
- depressionstypische, einseitige Sichtweisen und Bewertungen erkennen und korrigieren,
- Chancen oder Möglichkeiten im Rahmen der neuen Rolle erkennen.

> ❭ **Rollenaspekte**
> „Ein Patient ist seit seiner Berentung depressiv. Er hat durch seinen Beruf als Tierarzt viel Befriedigung erhalten, war jedoch auch den großen Belastungen (z. B. im Rahmen nächtlicher Geburten) nicht mehr gewachsen."❬

Die Teilnehmer tragen in das 4-Felder-Schema positive und negative Aspekte der alten und neuen Rolle ein (Tab. 1). In der Regel wird das Feld „positive Aspekte" der alten und „negative Aspekte" der neuen Rolle schnell aufgefüllt. Die Teilnehmer sollen darauf achten, dass alle Felder beachtet und ausgefüllt werden.

**Tab. 1** 4-Felder-Schema am Beispiel „Übergang vom Berufsleben in die Rente".

|  | Positive Aspekte | Negative Aspekte |
|---|---|---|
| **Alte Rolle** | • Kontakte<br>• mehr Geld<br>• befriedigende Arbeit<br>• Anerkennung | • Stress<br>• Schlafstörungen<br>• weniger Zeit<br>• Versagensängste |
| **Neue Rolle** | • Hobbies vertiefen<br>• längere Reise<br>• sich um das Enkelkind kümmern | • Langeweile<br>• weniger Anerkennung<br>• zum „alten Eisen" gehören<br>• Schuldgefühle |

## Übung „Perspektivwechsel"

Ein Teilnehmer macht einen schlechten Vorschlag, z. B. „Ich schlage vor, dass wir zur Verschönerung des Therapieraums einen rosafarbenen Teppich in die Mitte legen". Der Nachbar greift den Vorschlag auf, indem er versucht, etwas Positives an der Idee zu finden: „Was ich an deiner Idee gut finde ist…" und fügt dann einen neuen, absurden Vorschlag hinzu, der vom Nachbarn wieder aufgegriffen wird etc. Sinn der Übung ist ein Perspektivwechsel und eine Konzentration auf positive Aspekte. Daneben lockert die Übung die Runde auf und eignet sich gut für einen Sitzungsabschluss.

## Hausaufgaben

→ Die Teilnehmer füllen in Zweier- oder Dreiergruppen das 4-Felder-Schema für einen eigenen, möglichst aktuellen Rollenwechsel aus

# Sitzung 2

## Lernziele

→ Umgang mit Gefühlen im Rahmen von Rollenwechseln und Verlusten
→ Verluste akzeptieren und betrauern

## Schriftmaterial

→ 🖹 23: Strategien zur Krisenbewältigung
→ 🖹 26: Informationen zur Trauer

▶ **Zusammenfassung der letzten Sitzung durch die Teilnehmer.**

→ Ggf. Ergänzung durch den Therapeuten, Klärung von Fragen, Besprechen der Hausaufgaben

▶ **Gruppendiskussion.**

→ Welche Gefühle sind mit dem Rollenwechsel, den Lebensveränderungen oder Verlusten verbunden?

→ Wie kann man damit umgehen?

## Übung „Gefühle und Veränderung"

▶ **Die Teilnehmer mit Hilfe einer Übung zum Ausdruck von Gefühlen ermutigen.**

→ An einem individuellen Beispiel eines Teilnehmers die Gefühle herausarbeiten, die mit der Veränderung verbunden sind

→ Gemeinsam Strategien für den Umgang damit entwickeln

→ Das Handout 🗎 **23: Strategien zur Krisenbewältigung** wird hierbei verwendet

> ❱ **Gefühle, die mit Veränderungen verbunden sein können**
> „Eine Patientin verspürt große Wut und Scham, da sie unter vielen Mitarbeitern diejenige war, deren berufliche Position ‚wegrationalisiert' wurde."❰

## Fakultative Übung

(ähnlich wie die Übung „Gefühle in Konflikten", s. S. 43)

→ Gefühle bei Rollenwechsel (z. B. Wut, Traurigkeit, Angst, Hilflosigkeit etc.) sammeln und den einzelnen Gefühlen die Farben eines Würfels zuordnen (z. B. rot für Wut)

→ Diese an das Flip-Chart anschreiben

→ Dann sollen die Teilnehmer mit dem Farbwürfel würfeln

→ Bei der gewürfelten Farbe soll der jeweilige Teilnehmer eine Erfahrung schildern (z. B. wenn rot gewürfelt wurde, soll eine Erfahrung mit Wut im Rahmen eines Rollenspiels geschildert werden), oder die Teilnehmer sollen das jeweilige Gefühl bei einem Rollenwechsel ohne Worte nur mit Mimik, Gestik, Körpersprache, in einem Bild oder mit Symbolen ausdrücken

▶ **Gruppendiskussion.**

→ Wie kann man mit der Trauer um den Verlust der alten Rolle umgehen?

→ Welche Phasen durchläuft man bei einem Trauerprozess?

Die einzelnen Phasen der Trauer (🗎 **26: Informationen zur Trauer**) und des Verlustes an einem Beispiel besprechen und am Flip-Chart anschreiben:

• Verleugnung, Schock,

• Akzeptanz des Verlustes als Realität (bzw. Akzeptanz der neuen Rolle),

- Gefühlschaos, Erinnerungen (bzw. von der alten Rolle Abschied nehmen),
- Neuorientierung: den Verlust in das Leben integrieren, mit dem Leben weitermachen, Beziehungen und Interessen wiederaufnehmen (bzw. die neue Rolle positiv gestalten).

▶ **Strategien sammeln und anschreiben.**

## Hausaufgaben
→ Welche Verluste habe ich in den letzten zwölf Monaten erlebt?
→ Wie habe ich sie betrauert (welche Phasen wurden dabei durchlaufen)?

# Sitzung 3

## Lernziele
→ Strategien zum Umgang mit dem Rollenwechsel „Gesundheit – Krankheit" erlernen
→ Generell bei Rollenwechsel: Benötigte Fertigkeiten für die neue Rolle klären
→ Aufbau sozialer Unterstützung in der neuen Rolle

▶ **Zusammenfassung der letzten Sitzung durch die Teilnehmer.**
→ Ggf. Ergänzung durch den Therapeuten, Klärung von Fragen, Besprechen der Hausaufgaben

▶ **Gruppendiskussion.**
→ Wie kann man mit dem Rollenwechsel, depressiv erkrankt zu sein oder einer stationären Behandlung zu bedürfen, umgehen?
→ Günstige und ungünstige Umgangsweisen besprechen, wie man auf die depressive Erkrankung und eine mögliche stationäre Behandlung reagieren kann (Krankenrolle). Dabei sollten sowohl die Gefühlsebene als auch die kognitive Ebene und die Verhaltensebene beleuchtet werden.
→ Im Rollenspiel an den Bedürfnissen der Patienten orientiert verschiedene Varianten von Reaktionsweisen durchspielen

> ❯Frage nach Umgangsweisen
> „Ein junger Patient ist zum ersten Mal depressiv erkrankt und in mehrwöchiger stationärer Behandlung. Er weiß nicht, ob und wie er es Kollegen und Vorgesetzten am Arbeitsplatz vermitteln soll."❮

▶ **Andere Rollenwechsel im Hinblick auf folgende Frage besprechen (falls bei den Teilnehmern Bedarf besteht).**
→ Welche konkreten **Fertigkeiten** werden in der neuen Rolle benötigt?

→ Wie kann ich sie erwerben?

→ Wo bzw. bei wem kann ich mir Unterstützung holen?

→ Welche Fertigkeiten werden benötigt, um mit den Lebensveränderungen und Verlusten fertig zu werden?

Bei Bedarf an aktuellen, konkreten Beispielen den Aufbau von benötigten Fertigkeiten in der neuen Rolle im Rollenspiel einüben. Dabei vor allem die **Ressourcen** des Einzelnen identifizieren und einsetzen.

❭**Ressourcen identifizieren und einsetzen**

„Ein junger Mann hat nach Beendigung seines Studiums eine Stelle bei einer großen Bank übernommen. Es fühlt sich dort aber fehl am Platz und weiß nicht, wie er sich beim Mittagessen und insgesamt den Kollegen und Vorgesetzten gegenüber verhalten soll. Er kommt aus einem einfachen Elternhaus und empfindet ein Minderwertigkeitsgefühl den anderen gegenüber, insbesondere Umgangsformen betreffend. Mit dem Patienten wird im Rollenspiel geübt, wie man sich beim Mittagessen anderen anschließen kann, ohne aufdringlich zu wirken, wie er mit dem Chef sein Gehalt aushandeln kann etc. Dabei werden die Ressourcen des Patienten, sich z. B. als Fußballtrainer durchzusetzen, besonders berücksichtigt.“❬

❭**Frage nach Umgangsweisen/Problemsituation identifizieren**

„Eine junge Mutter hat Schwierigkeiten, sich an die Veränderungen anzupassen, die mit der Geburt ihres ersten Kindes eintraten. Sie hat das Gefühl, mit dem Baby nicht richtig umgehen zu können, und setzt sich sehr unter Druck. Außerdem ist sie in ihrer Beziehung zum Ehemann verunsichert, da sich beide nur noch auf das Baby beziehen und als Paar kaum mehr Gemeinsamkeiten pflegen.“❬

❭**Beispiel für Planung einer Verhaltensänderung**

„Eine Patientin hat eine neue Arbeitsstelle angenommen und möchte dort aus der Rolle des ‚fünften Rads am Wagen‘ in die Rolle einer selbstsicheren Arbeitnehmerin wechseln. Sie nimmt sich vor, sich gegen ungerechtfertigte Arbeitsaufträge wie z. B. für die Kollegen Kaffee zu kochen und Tassen zu spülen, angemessen abzugrenzen und ihre arbeitsbezogenen Fähigkeiten mehr in den Vordergrund zu stellen.“❬

▶ **Gruppendiskussion.**

→ Wie kann ich soziale Unterstützung beim Rollenwechsel in Anspruch nehmen?

→ Wie kann ich neue Kontakte und Beziehungen knüpfen?

Bei Bedarf an einem aktuellen, konkreten Beispiel identifizieren, welche Möglichkeiten bestehen, um **neue Kontakte** zu knüpfen (z. B. an der neuen Arbeitsstelle herausfinden, welche Gemeinsamkeiten man mit Anderen hat, z. B. Tennis spielen, mittags in der Kantine essen gehen, ins Konzert gehen etc.). Im Rollenspiel gezielt bestimmte Personen auf Gemeinsamkeiten ansprechen und ein Kontaktangebot machen.

> **)Frage nach Möglichkeiten der Kontaktaufnahme**
> „Ein Patient tritt eine Ausbildungsstelle an. Er möchte zu seinen Kollegen Kontakt knüpfen, weiß aber nicht, wie man sich im Berufsleben am günstigsten verhält."(

## Hausaufgaben
→ Mindestens eine konkrete Fertigkeit im Umgang mit einer Lebensveränderung einsetzen
→ Mindestens einmal Unterstützung in Anspruch nehmen

# Sitzung 4

## Lernziele
→ Selbstwertgefühl stärken

▶ **Zusammenfassung der letzten Sitzung durch die Teilnehmer.**
→ Ggf. Ergänzung durch den Therapeuten, Klärung von Fragen, Besprechen der Hausaufgaben

▶ **Gruppendiskussion.**
→ Welche Bedeutung haben soziale Rollen und Rollenveränderungen (z. B. Entlassung am Arbeitsplatz) für das Selbstwertgefühl?
→ Wie kann ich mein Selbstwertgefühl nach einem Verlust wieder herstellen?

## Übung „Stärken entdecken"
Ein Teilnehmer mit dem Problembereich „Rollenwechsel" geht in die Mitte der Gruppe und lässt sich von den anderen in seinen beobachtbaren oder vermuteten **Stärken** bestätigen. Es soll möglichst konkrete Rückmeldung gegeben werden.

> **)Stärken bestätigen**
> „Eine junge Patientin ist zum ersten Mal Mutter geworden. Sie ist verunsichert, ob sie dieser Rolle gerecht werden kann. Rückmeldung aus der Gruppe: ‚Ich kann mir vorstellen, dass eine deiner Stärken in deiner neuen Mutterrolle ist, dass du als jugendlich-sportlicher Typ viel aktiv mit deinem Kind unternimmst."(

### Übung in der Zweiergruppe

→ Sich gegenseitig für ca. zehn Minuten befragen hinsichtlich Interessen, Fähigkeiten, Stärken und Wünschen, danach den anderen Teilnehmern der Gruppe die Person in ihren **positiven Seiten** vorstellen, die Beschreibung der Person kann durch die restlichen Teilnehmer ergänzt werden

→ Ggf. Inhalte des gesamten Gruppenprogramms zusammenfassen

→ Rückmeldung der Teilnehmer einholen, Bedürfnisse aufgreifen, Hinweise auf Möglichkeiten zur Fortsetzung geben (z. B. Einzeltherapie)

### Weitere Hausaufgaben (Beispiele)

→ Erarbeitete Fertigkeiten in der neuen Rolle umsetzen

→ In der neuen Rolle Kontakte und Beziehungen herstellen

→ Liste mit mindestens zehn eigenen positiven Fähigkeiten, Eigenschaften oder Stärken erstellen

→ 📄 **25: Informationen zu Rollenwechseln** und 📄 **26: Informationen zu Trauer** nacharbeiten

## Literatur

Carnegie D. Wie man Freunde gewinnt. Frankfurt: Scherz 1986.

Hargie O, Dickson D. Skilled interpersonal communication. Research, theory and practice, 4th ed. London: Routledge 2004.

Mackay H. Suche dir Freunde, bevor du sie brauchst. Berlin: Econ 1999.

Schramm E (Hrsg). Interpersonelle Psychotherapie, 3. Aufl. Stuttgart: Schattauer 2010.